疫苗信息化追溯体系建设
技术指南

国家药品监督管理局信息中心　组织编写

中国健康传媒集团
中国医药科技出版社

内容提要

建设疫苗信息化追溯体系，是党中央、国务院做出的重大决策部署，是关系人民群众健康的民生工程。为进一步推进疫苗电子追溯体系建设落实见效，本指南整理汇总了疾病预防控制机构、省级药品监管部门、相关企业等普遍关注和近期工作推进过程中遇到的常见问题和解答，汇编了疫苗追溯标准规范、有关法规文件及技术资料等，以方便大家参考和查阅，统一大家对有关政策法规标准的理解，推动疫苗信息化追溯体系"共建、共享、共治"。

图书在版编目（CIP）数据

疫苗信息化追溯体系建设技术指南 / 国家药品监督管理局信息中心组织编写. — 北京：中国医药科技出版社，2020.5
  ISBN 978-7-5214-1789-0

Ⅰ.①疫… Ⅱ.①国… Ⅲ.①疫苗—信息化—体系建设—中国—指南 Ⅳ.①R979.9-62

中国版本图书馆CIP数据核字（2020）第070196号

美术编辑　陈君杞
版式设计　南博文化

出版　**中国健康传媒集团**｜中国医药科技出版社
地址　北京市海淀区文慧园北路甲22号
邮编　100082
电话　发行：010-62227427　邮购：010-62236938
网址　www.cmstp.com
规格　710×1000mm $^1/_{16}$
印张　11 $^1/_2$
字数　159千字
版次　2020年5月第1版
印次　2020年5月第1次印刷
印刷　北京市密东印刷有限公司
经销　全国各地新华书店
书号　ISBN 978-7-5214-1789-0
定价　58.00 元

获取新书信息、投稿、为图书纠错，请扫码联系我们。

编 委 会

前 言

建设疫苗信息化追溯体系，是党中央、国务院做出的重大决策部署，是关系人民群众健康的民生工程。2018年9月20日，习近平总书记主持召开中央全面深化改革委员会第四次会议，审议通过《关于改革和完善疫苗管理体制的意见》，明确提出"建设疫苗电子追溯体系"。2019年6月29日，第十三届全国人民代表大会常务委员会第十一次会议通过《中华人民共和国疫苗管理法》，要求"国务院药品监督管理部门会同国务院卫生健康主管部门制定统一的疫苗追溯标准和规范，建立全国疫苗电子追溯协同平台，整合疫苗生产、流通和预防接种全过程追溯信息，实现疫苗可追溯。"

根据《中华人民共和国疫苗管理法》以及党中央、国务院决策部署，国家药品监督管理局会同国家卫生健康委员会组织开展疫苗电子追溯体系建设，疫苗追溯标准规范已发布实施，疫苗追溯协同服务平台正在上线试运行。2019年12月6日，国家药品监督管理局综合司和国家卫生健康委员会办公厅联合发布了《关于做好疫苗信息化追溯体系建设工作的通知》（药监综药管〔2019〕103号），就做好疫苗信息化追溯体系建设提出了详细安排。

按照党中央的决策部署，疫苗电子追溯体系的建设采取了"共建、共享、共治"的新思路，实行对现有的跨部门、跨地域、跨平台的"多码多系统"进行整合、协同的办法。疫苗电子追溯体系的建设任务需要各参与方配合按时保质共同完成。为推进疫苗电子追溯体系建设落实见效，统一大家对有关政策法规标准的理解，方便大家查阅疫苗电子追溯体系建设相关法规、标准、技术资料，国家药品监督管理局信息中心组织汇编《疫苗信息化追溯体系建设技术指南》。本指南整理汇总了疾病预防控制机构、省级药品监管部门、企业等普遍关注和近期工作推进过程中遇到的常见问题及解答，汇编了疫苗追溯标准规范及有关法规文件。

由于时间仓促，本指南中如有不妥和疏漏之处，敬请批评指正。

编者

2019年12月

目录

常见问题

第一章

疫苗信息化追溯体系建设常见问题

一、疫苗信息化追溯体系建设总体思路

1. 什么是疫苗信息化追溯体系？

为贯彻落实药品追溯相关法规，国家药品监督管理局规划实施药品信息化追溯体系，按照药品剂型、类别分步推进。根据《中华人民共和国疫苗管理法》中关于国家实行疫苗全程电子追溯制度的要求，疫苗作为重点产品应率先建立疫苗信息化追溯体系。疫苗信息化追溯体系是药品信息化追溯体系的重要组成部分，是指疫苗上市许可持有人/生产企业、配送单位、疾病预防控制机构、接种单位、监管部门等疫苗追溯参与方，通过信息化手段，对疫苗生产、流通、使用等各环节的信息进行追踪、溯源的有机整体。

2. 疫苗信息化追溯体系的总体框架是什么？

疫苗信息化追溯体系的总体框架主要由4部分组成，如图1所示，分别是疫苗追溯监管系统（包含国家级和省级）、疫苗追溯协同服务平台（以下简称"协同平台"）、疫苗追溯系统（包含企业自建追溯系统和第三方追溯系统）、省级免疫规划信息系统。

其中，协同平台由国家药品监督管理局负责建设，国家级和省级疫苗追溯监管系统分别由国家药品监督管理局和各省级药品监管部门负责建设，省级免疫规划信息系统由各省级卫生健康部门负责建设，疫苗追溯系统由疫苗上市许可持有人通过自建或第三方技术机构建设。

图1　疫苗信息化追溯体系总体框架

二、疫苗追溯标准规范

3. 为什么要制定疫苗追溯标准规范?

建设疫苗信息化追溯体系是党中央、国务院做出的重大决策部署,疫苗追溯标准规范是疫苗信息化追溯体系建设的重要组成部分,是强化追溯信息互通共享的重要支撑。为贯彻《中华人民共和国疫苗管理法》和追溯有关政策要求,国家药品监督管理局会同国家卫生健康委员会制定疫苗追溯标准规范,明确疫苗信息化追溯体系建设总体要求,统一追溯码编码要求,规范追溯系统基本技术要求,提出追溯过程中需要企业记录信息的内容和格式,以及数据交换要求等,指导相关方共同建设疫苗信息化追溯体系。

4. 制定疫苗追溯标准规范的依据有哪些?

标准的编制严格依据《中华人民共和国疫苗管理法》、《关于加快推进重要产品追溯体系建设的意见》(国办发〔2015〕95号)、《关于推动食品药品生产经营者完善追溯体系的意见》(食药监科〔2016〕122号)、《关于药品信息化追溯体系建设的指导意见》(国药监药管〔2018〕35号)等法规文件,遵循追溯相关国家标准和行业标准,紧密结合当前疫苗追溯系统的建设和使用情况以及各追溯参与方工作现状和实际需求。

5. 标准编制经历的过程?

国家药品监督管理局会同国家卫生健康委员会开展追溯标准的编制,经历了广泛调研、专题研究、整理起草、征求意见、专家评审、报批发布等多个阶段。在标准编制过程中,公开征求疫苗上市许可持有人/生产企业、配送单位、疾病预防控制机构、接种单位、监管部门、第三方技术机构等追溯参与方的意见和建议,通过专题座谈、网络、媒体等多种渠道充分吸纳各方意见,多次组织召开专家研讨会逐字逐句进行研讨,根据相关意见数易其稿,最终完成了标准的编制。

6. 疫苗追溯标准规范包含哪些?

国家药品监督管理局分两次印发了与疫苗追溯相关的5项标准:2019年4月印发了《药品信息化追溯体系建设导则》《药品追溯码编码要求》2项标准,2019年8月印发了《疫苗追溯基本数据集》《疫苗追溯数据交换基本技术要求》和《药品追溯系统基本技术要求》3项标准。这5项标准将指导各方共同开展疫苗信息化追溯体系建设。

7. 疫苗追溯标准规范的适用范围是什么？

疫苗追溯相关的5项标准既相互协调，又各有侧重。《药品信息化追溯体系建设导则》《药品追溯码编码要求》《药品追溯系统基本技术要求》是3项基础通用标准。《疫苗追溯基本数据集》《疫苗追溯数据交换基本技术要求》2项标准是根据疫苗管理的特殊性，为疫苗追溯量身定制的。

《药品信息化追溯体系建设导则》规定了药品信息化追溯体系的基本构成及功能要求，以及各参与方的具体任务。适用于药品上市许可持有人、生产企业、经营企业、使用单位、监管部门和社会参与方等协同建设药品信息化追溯体系。

《药品追溯码编码要求》规定了药品追溯码的具体要求，包括编码原则、编码对象和构成要求。适用于药品上市许可持有人、生产企业、经营企业、使用单位、监管部门和社会参与方等，针对在中国境内销售和使用的药品选择或使用符合本标准的药品追溯码。

《药品追溯系统基本技术要求》对企业自建或者第三方建设的药品追溯系统提出了系统功能、数据存储和安全运维等具体要求。适用于药品上市许可持有人、生产企业、经营企业、使用单位、监管部门和社会参与方等建设和使用药品追溯系统。

《疫苗追溯基本数据集》对疫苗信息化追溯体系参与方提出了追溯信息采集和存储的具体要求。适用于疫苗上市许可持有人/生产企业、配送单位、疾病预防控制机构和接种单位采集和储存相应追溯数据。

《疫苗追溯数据交换基本技术要求》对疫苗信息化追溯体系参与方提出了追溯数据传输和交换的具体技术要求。适用于疫苗上市许可持有人/生产企业、配送单位、疾病预防控制机构和接种单位传输和交换追溯数据。

三、疫苗信息化追溯体系建设参与方任务和要求

8. 疫苗信息化追溯体系参与方包含哪些？

疫苗信息化追溯体系参与方主要包括疫苗上市许可持有人/生产企业、进口疫苗代理企业、配送单位、疾病预防控制机构、接种单位、监管部门和社会参与方等。

9. 疫苗信息化追溯体系各参与方责任和义务？

疫苗信息化追溯体系各参与方应按照有关法规和标准，履行共建疫苗信息化追溯体系的责任和义务。

根据《中华人民共和国疫苗管理法》要求，国家实行疫苗全程电子追溯制度。国务院药品监督管理部门会同国务院卫生健康主管部门制定统一的疫苗追溯标准和规范，建立全国疫苗电子追溯协同平台，整合疫苗生产、流通和预防接种全过程追溯信息，实现疫苗可追溯。疫苗上市许可持有人应当建立疫苗电子追溯系统，与全国疫苗电子追溯协同平台相衔接，实现生产、流通和预防接种全过程最小包装单位疫苗可追溯、可核查。疾病预防控制机构、接种单位应当依法如实记录疫苗流通、预防接种等情况，并按照规定向全国疫苗电子追溯协同平台提供追溯信息。

各参与方具体任务可参见《国家药监局综合司 国家卫生健康委办公厅关于做好疫苗信息化追溯体系建设工作的通知》（药监综药管〔2019〕103号）。

10. 各省级药品监管部门在疫苗信息化追溯体系建设中的主要任务？

各省级药品监管部门要依法依职责加强对本辖区疫苗上市许可持有人、进口疫苗代理企业、配送单位的监督检查，督促落实追溯体系建设要求和追溯责任，要将追溯体系建设情况、追溯信息提供情况纳入日常监督检查项目；各省级药品监管部门负责建设省级疫苗追溯监管系统，根据监管需求采集数据，监控疫苗流向，充分发挥追溯信息在日常监管、风险防控、产品召回、应急处置等监管工作中的作用。国家疫苗追溯监管系统可为省级药品监管部门提供疫苗批次级生产、流向查询功能。省级药品监督管理部门根据监管需要自建疫苗追溯监管系统，省级疫苗追溯监管系统无需在2020年3月31日前完成建设。

11. 各省级卫生健康部门在疫苗信息化追溯体系建设中的主要任务？

各省级卫生健康部门负责建立符合疫苗追溯标准规范的省级免疫规划信息系统，督促完成行政区域内预防接种单位信息系统的改造，并完成省级免疫规划信息系统与协同平台对接。通过省级免疫规划信息系统扫码验证本省内疫苗采购入库信息，依法如实记录本省疫苗流通、库存、预防接种等追溯信息，并按疫苗追溯标准规范向协同平台提供追溯信息。

12. 各省应如何建立疫苗信息化追溯体系工作机制？

各省级药品监管部门、卫生健康部门应建立沟通协调机制，成立联合工作小组，统一规划本省内的疫苗信息化追溯体系建设工作，形成统一的工作方案（包含时间表、路线图），并报国家药品监督管理局（邮箱：ymzs@nmpaic.org.cn）和国家卫生健康委员会（邮箱：caols@chinacdc.cn）疫苗信息化追溯体系建设工作组，以便统筹安排与各省数据对接等工作。

13. 各省在推进疫苗信息化追溯体系建设过程中遇到问题应如何联系？

各省在推进疫苗信息化追溯体系建设过程中，遇到重大问题应请示或报告国家药品监督管理局或国家卫生健康委员会，具体问题要及时沟通。涉及疫苗追溯业务管理等有关问题，请联系国家药品监督管理局药品监管司；涉及疫苗追溯技术指导等有关问题请联系国家药品监督管理局信息中心。

14. 进口疫苗上市许可持有人如何履行追溯责任？

进口疫苗上市许可持有人应按照有关法规和标准履行追溯责任，在2019年12月31日前完成疫苗追溯系统与协同平台对接，并按疫苗追溯标准规范向协同平台上报企业和疫苗基础信息；在2020年1月31日前按疫苗追溯标准规范向协同平台上报疫苗各级包装单元生产、流通追溯数据。进口疫苗上市许可持有人可委托国内进口疫苗代理企业履行追溯责任。

15. 疫苗配送单位在疫苗信息化追溯体系建设中的主要任务？

疫苗配送单位应当按照疫苗储存、运输管理相关要求，在完成疫苗配送业务的同时，根据合同约定向委托方提供相关追溯数据，并配合委托方在2019年12月31日前将数据通过疫苗追溯系统上传到协同平台中。

16. 公众如何查询疫苗追溯信息？

将在国家药品监督管理局政府网站、协同平台及中国药品监管APP上，设立公众查询入口，公众可通过输入或扫描药品追溯码的方式，查询疫苗追溯信息，查询结果由药品追溯码对应的疫苗追溯系统提供。

四、药品追溯码编码要求

17. 药品追溯码的编码原则是什么？

药品追溯码的编码原则包括以下四点：一是实用性，药品追溯码应保证其科学合理，满足药品追溯业务实际需求和监管要求。二是唯一性，药品追溯码的唯一性应指向单个药品销售包装单元；药品标识码的唯一性应指向特定于某种与药品上市许可持有人、生产企业、药品通用名称、剂型、制剂规格、包装规格和（或）包装级别对应的药品。三是可扩展性，药品追溯码应可根据实际使用需求进行容量扩充。四是通用性，药品追溯码应基于药品上市许可持有人、生产企业、经营企业、使用单位广泛使用的编码规则进行设计或选择，并充分考虑与之相关的上下游企业、第三方或监管部门信息系统对接的技术需求。

18. 药品追溯码的编码对象是什么？

药品追溯码的编码对象应为中国境内销售和使用的药品各级销售包装单元。

19. 药品追溯码的基本要求是什么？

药品追溯码应关联药品上市许可持有人名称、药品生产企业名称、药品通用名称、药品批准文号、药品本位码、剂型、制剂规格、包装规格、生产日期、药品生产批号、有效期和单品序列号等信息；应符合以下两项要求中的一项：

（1）代码长度为20个字符，前7位为药品标识码；

（2）符合ISO相关国际标准（如，ISO/IEC 15459系列标准）的编码规则。

20. 药品追溯码的构成要求是什么？

药品追溯码的构成应满足以下要求。

（1）可由数字、字母和（或）符号组成，包括GB/T 1988—1998《信息技术 信息交换用七位编码字符集》表2中的所有字符。

（2）包含药品标识码，并确保药品标识码在各级别的药品销售包装上保持唯一。

（3）包含生产标识码：生产标识码应包含单品序列号，并可根据实际需求，包含药品生产批号、生产日期、有效期或失效期等。

（4）包含校验位，以验证药品追溯码的正确性。

21. 药品追溯码载体基本要求是什么？

根据实际需要，药品追溯码的载体可以选择一维条码、二维条码或无线电射频识别（RFID）标签等，药品追溯码应可被设备和人眼识读。

22. 药品追溯码发码机构基本要求是什么？

药品追溯码发码机构应有明确的编码规则，并应配合药品上市许可持有人和生产企业将本发码机构的基本信息、编码规则和药品标识码相关信息向协同平台备案，确保药品追溯码的唯一性。

23. 疫苗上市许可持有人为所生产的疫苗赋码时应重点关注的事项？

（1）疫苗上市许可持有人应按照标准NMPAB/T 1002—2019《药品追溯码编码要求》的要求，结合实际情况选择发码机构，根据其编码规则编制或获取药品追溯码。

（2）在赋码前，疫苗上市许可持有人登录协同平台进行备案，备案内容包括：药品追溯码发码机构基本信息、编码规则、药品本位码、生产企业、药品通用名称、剂型、制剂规格、包装规格、包装级别、药品标识码、包装转换比、人份数、该疫苗对应的疫苗追溯系统及其服务地址等。

（3）备案通过后，疫苗上市许可持有人可根据备案情况对疫苗各级销售包装单元赋码，并做好各级销售包装单元药品追溯码之间的关联，将相关信息记录在疫苗追溯系统中。

（4）包装规格、药品标识码等上述备案信息发生变化时，疫苗上市许可持有人需及时在协同平台更新。

五、协同平台建设

24. 协同平台主要提供哪些服务？

协同平台作为疫苗信息化追溯体系的"桥梁"和"枢纽"，主要提供以下几种服务：一是提供基础数据的采集与分发服务，保障各信息系统中基础数据的一致性；二是提供药品追溯码编码规则的备案服务，保障追溯码的唯一性；三是提供地址解析服务，准确定位每个追溯码所在的疫苗追溯系统；四是提供公众查询服务，提供统一的疫苗追溯信息的查询入口。

25. 协同平台访问地址？

协同平台访问地址为http://ymxt.nmpa.gov.cn/。

26. 疫苗上市许可持有人如何获取协同平台登录账户？

国家药品监督管理局为疫苗上市许可持有人创建协同平台的登录账户，通过省局发放给辖区内的疫苗上市许可持有人。

27. 疫苗储存和运输的温度信息是否上传到协同平台？

疫苗上市许可持有人/生产企业、疾病预防控制机构和接种单位应根据疫苗监管有关要求，如实采集和存储疫苗储存和运输的温度信息留存备查，暂不上传到协同平台。采集和存储的数据格式需满足NMPAB/T 1004—2019《疫苗追溯基本数据集》中温度信息数据子集的要求。

六、省级免疫规划信息系统建设

28. 省级免疫规划信息系统如何接入协同平台？

（1）获取测试环境账户。省疾控中心访问协同平台（http://ymxt.nmpa.gov.cn/），按照协同平台指引获取省级免疫规划信息系统测试环境地址、账户以及开发者协议文档。

（2）接入测试。省疾控中心使用测试环境账户对接协同平台测试环境，根据开发者协议文档进行开发测试。开发测试过程中遇到疑问，请发送邮件至ymzs@nmpaic.org.cn，抄送邮件至caols@chinacdc.cn。

（3）获取正式环境账户。通过测试后，请发送邮件至ymzs@nmpaic.org.cn，抄送邮件至caols@chinacdc.cn，提出正式环境账户申请，申请通过后，获得正式环境账户，接入协同平台。

29. 省级免疫规划信息系统接入协同平台后需要做什么？

省级免疫规划信息系统与协同平台对接联通后，需要进行的工作内容有两项：一是省级卫生健康部门要按照疫苗追溯标准规范要求将本省内各级疾病预防控制机构、接种单位和配送单位的基础信息上传给协同平台；二是收取疫苗追溯系统通过协同平台交换给省级免疫规划信息系统的疫苗生产和流通信息，并将疫苗流通和预防接种信息通过协同平台交换给相应疫苗追溯系统。

30. 省级免疫规划信息系统接入协同平台的时限？

参与试点的省份，需在2019年12月31日前，完成省级免疫规划信息系统和协同平台的对接，并按疫苗追溯标准规范向协同平台上传本省内各级疾病预防控制机构、接种单位、配送单位的基础信息，在2020年1月31日前，按疫苗追溯标准规范向协同平台上传本省内疫苗的流通和预防接种信息。未参与试点的省份，需在2020年3月31日前，完成省级免疫规划信息系统和协同平台的对接，并按疫苗追溯标准规范向协同平台上传本省内各级疾病预防控制机构、接种单位、配送单位的基础信息及本省内疫苗的流通和使用信息。

31. 省级免疫规划信息系统通过何种路径实现与协同平台数据对接？

省级免疫规划信息系统可通过以下两种路径之一与协同平台交换数据。

（1）各省级免疫规划信息系统与协同平台交换数据，从协同平台获取疫苗生产和流通信息，按照疫苗追溯标准规范要求向协同平台上传疫苗的流通和预防接种信息。

（2）在省级卫生健康部门和省级药品监管部门协商确定的前提下，省级免疫规划信息系统可通过省级疫苗追溯监管系统与协同平台进行数据交换，从协同平台获取疫苗生产和流通信息，并将疫苗流通和预防接种信息上传至协同平台。

32. 省级免疫规划信息系统与协同平台进行数据交换时需重点关注的事项？

各省卫生健康部门需严格按照疫苗追溯标准规范要求，通过省级免疫规划信息系统进行数据的采集、存储并与协同平台交换追溯数据，保证追溯数据的完整性和规范性，避免由于数据质量问题（如基础信息中疾病预防控制中心和接种点名称为简写、疾病预防控制中心缺少统一社会信用代码等）造成校验不通过、上传失败等结果。

33. 进行基础信息填报时行政区域代码应该如何填写？

根据NMPAB/T 1004—2019《疫苗追溯基本数据集》要求进行填写，具体可参见上述标准附录A.4要求，即使用GB/T 2260—2017《中华人民共和国行政区划代码》中省、直辖市、自治区、特别行政区代码表的数字码。

七、疫苗追溯系统建设

34. 疫苗上市许可持有人应如何建设疫苗追溯系统？

疫苗上市许可持有人根据追溯相关法规和标准，可以自建也可通过第三方技术机构建立疫苗追溯系统。

35. 疫苗追溯系统的通用要求有哪些？

（1）应包含疫苗在生产、流通及使用等全过程的追溯信息，并具有对追溯数据的采集、存储、管理和共享功能，满足疫苗信息化追溯体系各参与方的不同追溯业务需求。

（2）应对接协同平台，实现疫苗相关信息备案、追溯数据上报、追溯信息查询等功能。

（3）应支持界面输入、系统对接、文件导入、物联网终端设备读取等多种追溯信息采集方式。

（4）应对接疫苗追溯监管系统，满足监管数据交换要求。

（5）应建立追溯数据存储和管理机制，确保数据完整、有效、不可篡改和可追溯。

（6）应建立数据授权使用和安全监测机制，有效地保护数据安全，防止追溯数据被非法使用。

36. 疫苗追溯系统应该具备哪些功能要求？

疫苗追溯系统建设和使用应根据NMPAB/T 1003—2019《药品追溯系统基本技术要求》，应具备的功能要求包括但不限于以下六方面。

（1）基本信息管理功能，包括参与方基本信息和疫苗基本信息管理功能。

（2）信息备案管理功能，包括向协同平台备案疫苗追溯有关信息的功能。

（3）药品追溯码管理功能，按照NMPAB/T 1002—2019《药品追溯码编码要求》的规定选择并提供药品追溯码管理功能。

（4）追溯应用信息备案管理功能，包括生产信息、流通信息、使用信息、召回信息管理的功能。

（5）追溯信息共享功能，包括追溯信息上传、基础数据接收、追溯信息传递、追溯信息验证等功能要求。

（6）追溯信息查询要求功能，包括消费者查询和监管方查询功能。

37. 疫苗追溯系统存储要求有哪些？

（1）支持存储调度，根据疫苗追溯系统使用单位需求有计划地对存储节点的迁移、扩容、复制、更改、删除等操作进行规划和自动执行。

（2）提供存储资源调度管理策略，并能够将存储资源合理、按需提供给疫苗追溯系统使用单位。

（3）支持实例运行的容错机制，支持多实例并行运行；任一实例宕机不会影响应用可用性，系统自动完成运行实例与数据恢复。

（4）支持集中控制和分布自主控制的数据备份，应对追溯数据制定具体的数据备份策略。

（5）提供对结构化数据、半结构化数据和非结构化数据的存储功能。

（6）按相关规定期限保存追溯数据。

（7）提供数据导入/导出和数据迁移功能。

38. 疫苗追溯系统安全要求有哪些？

（1）权限管理。疫苗追溯系统应具有用户身份注册、审核、管理的功能；用户身份验证应支持证书授权（certificate authority，CA）中心和（或）用户密码两种验证方式；应具有用户权限配置功能，可根据业务需要设定访问控制策略。

（2）安全管理。疫苗追溯系统应参照GB/T 22239—2019《信息安全技术 网络安全等级保护基本要求》和GB/T 28452—2012《信息安全技术 应用软件系统通用安全技术要求》的相关规定，达到相应的信息系统安全等级保护要求，等级保护三级及以上级别的疫苗追溯系统应通过相关机构认证。

39. 疫苗追溯系统运维要求有哪些？

（1）应明确疫苗追溯系统运维人员，落实运维责任，确保疫苗追溯系统的稳定运行。

（2）应制定系统运行应急处理预案，确保故障发生时及时响应。

40. 疫苗追溯系统应采集、记录和存储哪些追溯数据？

疫苗追溯系统应根据NMPAB/T 1004—2019《疫苗追溯基本数据集》要求，采集、记录和存储追溯数据，可根据疫苗上市许可持有人需求，在NMPAB/T 1004—2019《疫苗追溯基本数据集》基础上增加相关数据项，但不能少于NMPAB/T 1004—2019《疫苗追溯基本数据集》所规范的数据项。

追溯数据具体内容包括基础信息数据子集和应用信息数据子集两类，基础信息数据子集规定了描述药品追溯参与方基本信息和疫苗基本信息时应包含的数据项及要求；应用信息数据子集规定了描述疫苗的生产、流通和使用等过程信息时应包含的数据项及要求。基础信息和应用信息数据子集包含的数据子集见表1。

表1　疫苗追溯基本数据集数据子集列表

分类	数据子集
基础信息数据子集	境内疫苗生产企业基本信息数据子集
	境外疫苗生产企业基本信息数据子集
	进口疫苗代理企业基本信息数据子集
	药品生产许可证基本信息数据子集
	药品经营许可证基本信息数据子集
	疾病预防控制机构基本信息数据子集
	疫苗配送单位基本信息数据子集
	接种单位基本信息数据子集
	国产疫苗基本信息数据子集
	进口疫苗基本信息数据子集
应用信息数据子集	生产信息数据子集
	进口信息数据子集
	生产企业自检信息数据子集
	批签发信息数据子集
	发货单信息数据子集
	收货单信息数据子集
	使用信息数据子集
	召回信息数据子集
	温度信息数据子集
	消费者查询基本信息数据子集

41．疫苗追溯系统如何采集、记录和存储疫苗的发货信息？

疫苗追溯系统应根据NMPAB/T 1004—2019《疫苗追溯基本数据集》中发货单信息数据子集要求，采集、记录和存储发货单信息，内容包括：发货事件基本信息、所发货药品基本信息和批次相关信息、药品追溯码及其包装层级关联关系信息等相关数据项，各数据项之间的关系详见图2发货单示例，供参考。

发货单

发货单编号：　　　　　　发货时间：　　　　　　　　收货单据验证状态：

订货单编号：　　　　　　发货类型：

发货机构名称：　　　　　收货机构名称：　　　　　　疫苗配送单位：

发货机构统一
社会信用代码：　　　　　收货机构统一
　　　　　　　　　　　　社会信用代码：　　　　　　疫苗配送单位统
　　　　　　　　　　　　　　　　　　　　　　　　一社会信用代码：

发货机构接
种单位编码：　　　　　　收货机构接
　　　　　　　　　　　　种单位编码：

发货地址：　　　　　　　收货地址：

国家药品标识码	疫苗名称	剂型	制剂规格	包装规格	生产批号	有效期	生产企业	发货数量

药品追溯码清单

药品追溯码	包装层级	上一级包装药品追溯码	国家药品标识码

图2　发货单示例

42. 疫苗追溯系统如何采集、记录和存储疫苗的收货信息？

疫苗追溯系统应参照NMPAB/T 1004—2019《疫苗追溯基本数据集》中收货单信息数据子集要求，采集、记录和存储收货单信息，内容包括：收货事件基本信息、所收货药品基本信息和批次相关信息、药品追溯码及其包装层级关联关系信息等相关数据项，各数据项之间的关系详见图3收货单示例，供参考。

收货单

收货单编号：　　　　　　发货单编号：　　　　　　　收货时间：

订货单编号：　　　　　　收货类型：　　　　　　　　单据验证状态：

发货机构名称：　　　　　收货机构名称：

发货机构统一
社会信用代码：　　　　　收货机构统一
　　　　　　　　　　　　社会信用代码：

发货机构接
种单位编码：　　　　　　收货机构接
　　　　　　　　　　　　种单位编码：

发货地址：　　　　　　　收货地址：

国家药品标识码	疫苗名称	剂型	制剂规格	包装规格	批号	有效期	生产企业	应收数量	实收数量

药品追溯码清单

药品追溯码	包装层级	上一级包装药品追溯码	国家药品标识码

图3　收货单示例

43. 疫苗追溯系统如何接入协同平台？

（1）获取测试环境账户。疫苗上市许可持有人登录协同平台，填写所使用的疫苗追溯系统，疫苗追溯系统联系人及邮箱等信息，按照协同平台指引提出接入申请，申请通过后获取疫苗追溯系统测试环境账户。

1）如果疫苗上市许可持有人自行上传和维护疫苗追溯信息，可用疫苗追溯系统账户登录协同平台，按指引进行接口对接，获取测试环境地址以及开发者协议文档。

2）如果疫苗上市许可持有人委托他人上传和维护疫苗追溯信息，需要双方填写授权书共同盖章后通过疫苗追溯系统账户上传至协同平台，待授权书通过协同平台审核后，按指引进行接口对接，获取测试环境地址以及开发者协议文档。

（2）接入测试。使用测试环境账户对接协同平台测试环境，根据开发者协议文档进行开发测试。开发测试过程中遇到疑问，请发送邮件至ymzs@nmpaic.org.cn。

（3）获取正式环境账户。通过测试后，请发送邮件至ymzs@nmpaic.org.cn提出正式环境账户申请，申请通过后，获得正式环境账户，接入协同平台。

44. 疫苗追溯系统接入协同平台的时限？

疫苗上市许可持有人承担疫苗追溯系统建设的主要责任，需在2019年12月31日前完成疫苗追溯系统与协同平台对接，并按疫苗追溯标准规范向协同平台上报企业和疫苗基础信息；在2020年1月31日前按疫苗追溯标准规范向协同平台上报疫苗各级包装单元生产、流通追溯数据。

45. 疫苗追溯系统应为消费者提供哪些查询信息？

根据NMPAB/T 1004—2019《疫苗追溯基本数据集》消费者查询基本信息数据子集要求，包括药品追溯码信息、所查询疫苗基本信息和生产批次相关信息、向生产企业采购该疫苗的疾病预防控制机构信息等。

46. 疫苗生产入库信息中生产入库数量应如何填写？

疫苗生产企业在生产疫苗后，要进行生产入库扫码操作，入库数量应为通过批签发的允许上市销售的数量。

47. 是否需要将与疫苗配套的非疫苗类药品的追溯信息上传到协同平台？

在疫苗的生产、流通和使用过程中，疫苗上市许可持有人和疾病预防控制机构只需要采集疫苗的追溯信息，其他（如氯化钠注射液等）配套药品的追溯信息暂不需上传到协同平台。

48. 疫苗流通和预防接种信息如何交换至疫苗追溯系统？

省级免疫规划信息系统可通过协同平台，将疫苗流通和预防接种数据交换给相应疫苗追溯系统，以便于疫苗追溯系统完成疫苗生产、流通和预防接种全过程追溯信息的整合，实现疫苗各级销售包装单元可追溯。

八、疫苗信息化追溯体系数据交换

49. 疫苗信息化追溯体系中的数据产生方包含哪些？

根据NMPAB/T 1004—2019《疫苗追溯基本数据集》的规定，疫苗追溯数据产生方包括：疫苗上市许可持有人及境内疫苗生产企业、进口疫苗代理企业、疾病预防控制机构和接种单位。

50. 疫苗信息化追溯体系中各数据产生方应记录、存储哪些数据内容？

根据NMPAB/T 1004—2019《疫苗追溯基本数据集》的规定，疫苗信息化追溯体系建设中各数据产生方应记录、存储的数据子集见表2，表格中圆点表示该列所指的数据产生方应提供所在行的数据子集。消费者查询数据应由疫苗追溯系统提供。

表2　各数据产生方应提供的数据子集

数据子集	疫苗MAH及境内疫苗生产企业	进口疫苗代理企业	疾病预防控制机构	接种单位
境内疫苗生产企业基本信息数据子集	●			
境外疫苗生产企业基本信息数据子集		●		
进口疫苗代理企业基本信息数据子集		●		
药品生产许可证基本信息数据子集	●			
药品经营许可证基本信息数据子集		●		
疾病预防控制机构基本信息数据子集			●	
疫苗配送单位基本信息数据子集	●		●	●
接种单位基本信息数据子集				●
国产疫苗基本信息数据子集	●			
进口疫苗基本信息数据子集	●	●		
生产信息数据子集	●			

数据子集	疫苗MAH及境内疫苗生产企业	进口疫苗代理企业	疾病预防控制机构	接种单位
进口信息数据子集	●	●		
生产企业自检信息数据子集	●			
批签发信息数据子集	●	●		
发货单信息数据子集			●	●
收货单信息数据子集	●		●	●
使用信息数据子集				●
召回信息数据子集	●	●	●	●
温度信息数据子集	●	●	●	●

51. 疫苗信息化追溯体系中的数据交换有哪些要求?

根据NMPAB/T 1005—2019《疫苗追溯数据交换基本技术要求》的规定,疫苗信息化追溯体系中的数据交换方主要包括疫苗追溯协同服务平台、疫苗追溯系统、省级疾控机构免疫规划信息系统、疫苗追溯监管系统等。原则上由疫苗追溯系统与协同平台、省级疾控机构免疫规划信息系统与协同平台、疫苗追溯监管系统与协同平台、疫苗追溯系统与疫苗追溯监管系统相互进行疫苗追溯数据交换。疫苗追溯数据交换宜采用HTTP、消息队列方式。

52. 疫苗追溯数据交换安全要求有哪些?

根据NMPAB/T 1005—2019《疫苗追溯数据交换基本技术要求》的规定,疫苗追溯数据交换安全要求包含接入认证、数据加密、数字签名、传输安全、消息状态回执、日志记录。

九、重点概念解释

以下重点概念适用于药品,包含疫苗。

53. 药品追溯

药品追溯是指通过记录和标识,正向追踪和逆向溯源药品的生产、流通和使用情况,获取药品全生命周期追溯信息的活动。

54. 药品信息化追溯体系

药品信息化追溯体系是指药品上市许可持有人、生产企业、经营企业、使用单位、监管部门和社会参与方等，通过信息化手段，对药品生产、流通、使用等各环节的信息进行追踪、溯源的有机整体。

55. 药品信息化追溯体系参与方

药品信息化追溯体系参与方主要包括药品上市许可持有人、生产企业、经营企业、使用单位、监管部门和社会参与方等。各参与方应按照有关法规和标准，履行共建药品信息化追溯体系的责任和义务。

56. 药品追溯系统

药品追溯系统是用于药品信息化追溯体系参与方按照质量管理规范要求，记录和储存药品生产、流通及使用等全过程的追溯信息的信息系统，用于实现追溯信息存储、交换、互联互通。

57. 药品追溯协同服务平台

药品追溯协同服务平台是药品信息化追溯体系中的"桥梁"和"枢纽"，通过提供不同药品疫苗追溯系统的访问地址解析、药品追溯码编码规则的备案和管理，以及药品、企业基础数据分发等服务，辅助实现药品追溯相关信息系统的数据共享和业务协同。

58. 药品追溯监管系统

药品追溯监管系统是药品监督管理部门根据自身的药品追溯监管需求而建设的信息系统，可分为国家和省级药品追溯监管系统，应具有追溯数据获取、数据统计、数据分析、智能预警、召回管理、信息发布等功能，辅助相关部门开展日常检查、协同监管等工作，加强风险研判和预测预警。

59. 药品追溯码

药品追溯码是用于唯一标识药品各级销售包装单元的代码，由一系列数字、字母和（或）符号组成。药品追溯码是建立药品与其对应追溯数据的钥匙，是实现"一物一码，物码同追"的必要前提和重要基础。

60. 国家药品标识码

国家药品标识码是用于唯一标识与药品上市许可持有人、生产企业、药品通用名称、剂型、制剂规格和包装规格对应药品的代码，由药品上市许可持有人/生产企业向药品追溯协同服务平台备案药品包装规格相关信息后产生，将在药品追溯协同服务平台上公开，供业界使用。

61. 基本数据集

基本数据集是在系统建设中定义的具有主题的、可标识的、能被计算机处理的最小数据集合，收纳最基础、最核心的数据项，用于规范药品追溯过程中各参与方需要采集、存储、提供的基本数据集分类和内容，标准使用方根据标准开展实际应用和交换时，可在基本数据集基础上根据实际需求补充或扩展相关数据项。

标准规范

第二章

NMPAB

国家药品监督管理局信息化标准

NMPAB/T 1001—2019

药品信息化追溯体系建设导则

Guidelines for
drug traceability information system construction

2019-04-19发布   2019-04-19实施

国家药品监督管理局   发布

目　　次

前　言

本标准按照GB/T 1.1—2009给出的规则起草。

本标准由国家药品监督管理局信息中心提出。

本标准由国家药品监督管理局综合和规划财务司归口。

本标准起草单位：国家药品监督管理局信息中心。

本标准主要起草人：陈锋、张原、李丹丹、吴振生、王迎利、张喆、冉薇、曹明、王俊宇、刘毅、钱侃。

药品信息化追溯体系建设导则

1 范围

本标准规定了药品信息化追溯体系建设基本要求和药品信息化追溯体系各参与方基本要求。

本标准适用于药品上市许可持有人、生产企业、经营企业（包括批发企业和零售企业）、使用单位、发码机构及监管部门等追溯参与方协同建设药品信息化追溯体系。

2 规范性引用文件

下列文件对于本文件的应用是必不可少的。凡是注日期的引用文件，仅注日期的版本适用于本文件。凡是不注日期的引用文件，其最新版本（包括所有的修改单）适用于本文件。

NMPAB/T 1002—2019 药品追溯码编码要求

3 术语和定义

3.1 药品信息化追溯体系 drug traceability information system

药品上市许可持有人、生产企业、经营企业、使用单位、监管部门、消费者等药品追溯参与方，通过信息化手段，对药品生产、流通、使用等各环节的信息进行追踪、溯源的有机整体。

3.2 药品追溯协同服务平台 drug traceability harmonization service platform

通过提供不同药品追溯系统的访问地址解析、药品追溯码编码规则的备案和管理，以及药品、企业基础数据分发等服务，辅助实现药品追溯相关信息系统互联互通的信息服务系统。

3.3 药品追溯码 drug traceability code

用于唯一标识药品各级销售包装单元的代码，由一列数字、字母和（或）符号组成。

3.4 药品标识码 drug identification code

用于标识特定于某种与药品上市许可持有人、生产企业、药品通用名、剂型、制剂规格和包装规格对应的药品的唯一性代码。

3.5 生产标识码 production identification code

用于识别药品在生产过程中相关数据的代码。

4 药品信息化追溯体系建设基本要求

4.1 基本构成及其功能要求

4.1.1 基本构成

药品信息化追溯体系应包含药品追溯系统、药品追溯协同服务平台（以下简称协同平台）和药品追溯监管系统。药品信息化追溯体系基本构成参见附录A。

4.1.2 药品追溯系统

应包含药品在生产、流通及使用等全过程追溯信息，并具有对追溯信息的采集、存储和共享功能，可分为企业自建追溯系统和第三方机构提供的追溯系统两大类。

4.1.3 协同平台

应包含追溯协同模块和监管协同模块，追溯协同模块服务企业和消费者，监管协同模块服务监管工作。应可提供准确的药品品种及企业基本信息、药品追溯编码规则的备案和管理服务以及不同药品追溯系统的地址服务，辅助实现不同药品追溯系统互联互通。

4.1.4 药品追溯监管系统

包括国家和各省药品追溯监管系统，根据各自监管需求采集数据，监控药品流向，应包含追溯数据获取、数据统计、数据分析、智能预警、召回管理、信息发布等功能。

4.2 系统（平台）数据交换要求

药品追溯系统、协同平台、药品追溯监管系统之间的数据交换应符合国家药品监督管理局制定的数据交换相关技术标准。

4.3 系统（平台）建设安全性要求

4.3.1 用户安全访问

应提供用户的身份注册、验证和统一管理功能；应提供用户认证、权限管理与访问控制功能。

4.3.2 数据安全传输

应提供数据接入验证功能，以确保数据接收的有效性；应提供数据传输过程中的隐私保护和防篡改功能。

4.3.3 数据安全存储

应采用有效的数据安全存储技术，防止数据泄露；应能够验证存储数据的完整性和有效性，防止非授权用户非法获取及修改数据，记录授权用户对数据的修改行为及内容；应具备数据备份与容灾功能。

4.3.4 系统（平台）安全管理

应提供日志和安全事件的管理及分析功能，可统计安全事件的相关情况，可按不同条件快速查询系统、统计分析系统（平台）的日志和事件。

5 药品信息化追溯体系参与方构成及基本要求

5.1 参与方构成

药品信息化追溯体系参与方主要包括：药品上市许可持有人、生产企业、经营企业、使用单位、监管部门和社会参与方。

5.2 参与方基本要求

5.2.1 总体要求

5.2.1.1 药品信息化追溯体系参与方要按照有关法规和标准，积极参与药品信息化追溯体系的建设和维护。

5.2.1.2 药品上市许可持有人和生产企业承担药品追溯系统建设的主要责任，可以自建药品追溯系统，也可以采用第三方技术机构提供的药品追溯系统。药品经营企业和药品使用单位应配合药品上市许可持有人和生产企业建设追溯系统，并将相应追溯信息上传到追溯系统。

5.2.1.3 药品上市许可持有人、生产企业、经营企业和使用单位应当按照质量管理规范要求对相关活动进行记录，记录应当真实、准确、完整、防篡改和可追溯，并应按照监管要求，向监管部门提供相关数据，追溯数据字段应符合追溯基本数据集相关技术标准的规定。药品追溯数据记录和凭证保存期限应不少于五年。

5.2.2 药品上市许可持有人和生产企业

5.2.2.1 应根据《药品追溯码编码要求》对其生产药品的各级销售包装单元赋码，并做好各级销售包装单元药品追溯码之间的关联。在赋码前，应向协同平台进行备案，服从协同平台统筹，保证药品追溯码的唯一性。

注：备案内容主要包括：药品追溯码发码机构基本信息、编码规则、药品标识码及其相关信息（生产企业、药品通用名、剂型、制剂规格、包装规格及该药品对应的药品追溯系统服务地址等）。

5.2.2.2 在销售药品时，应向下游企业或医疗机构提供相关追溯信息，以便下游企业或医疗机构验证反馈。

5.2.2.3 应能及时、准确获得所生产药品的流通、使用等全过程信息，并应按照监管要求，向监管部门提供相关数据。

5.2.2.4 应通过药品追溯系统为消费者提供药品追溯信息查询，查询内容应符合药品追溯消费者查询信息基本数据集相关标准要求。

5.2.3 药品经营企业

5.2.3.1 药品批发企业在采购药品时，应向上游企业索取相关追溯信息，在药品验收时进行核对，并将核对信息反馈上游企业；在销售药品时，应向下游企业或使用单位提供相关追溯信息。

5.2.3.2 药品零售企业在采购药品时，应向上游企业索取相关追溯信息，在药品验收时进行核对，并将核对信息反馈上游企业；在销售药品时，应保存销售记录明细，并及时更新售出药品的状态。

5.2.4 药品使用单位

药品使用单位在采购药品时，应向上游企业索取相关追溯信息，在药品验收时进行核对，并将核对信息反馈上游企业；在销售药品时，应保存销售记录明细，并及时更新售出药品的状态。

5.2.5 药品监管部门

5.2.5.1 国家药品监管部门应建设协同平台，提供准确的药品品种及企业基本信息、药品追溯码编码规则的备案和管理服务以及不同药品追溯系统的地址服务，为药品追溯系统互联互通提供支持。

5.2.5.2 国家级和省级药品监管部门应建设药品追溯监管系统，根据各自监管需求采集其行政区域内药品追溯相关数据，充分发挥追溯数据在日常监管、风险防控、产品召回、应急处置等监管工作中的作用。

5.2.6 社会参与方

信息技术企业、行业组织等可作为第三方，按照有关法规和标准提供药品追溯专业服务。有关发码机构应有明确的编码规则，并协助药品上市许可持有人和生产企业将其基本信息、编码规则、药品标识码及相关信息向协同平台备案，确保药品追溯码的唯一性。

附录A

（资料性附录）

药品信息化追溯体系基本构成

图A.1　药品信息化追溯体系基本构成

参考文献

[1]国务院办公厅关于加快推进重要产品追溯体系建设的意见（国办发〔2015〕95号）

[2]食品药品监管总局关于推动食品药品生产经营者完善追溯体系的意见（食药监科〔2016〕122号）

[3]商务部等七部门关于推进重要产品信息化追溯体系建设的指导意见（商秩发〔2017〕53号）

[4]国家药监局关于药品信息化追溯体系建设的指导意见（国药监药管〔2018〕35号）

NMPAB

国 家 药 品 监 督 管 理 局 信 息 化 标 准

NMPAB/T 1002—2019

药品追溯码编码要求

Encoding requirements for drug traceability code

2019-04-19发布

2019-04-19实施

国家药品监督管理局 发布

目　次

前　言

本标准按照GB/T 1.1—2009给出的规则起草。

本标准由国家药品监督管理局信息中心提出。

本标准由国家药品监督管理局综合和规划财务司归口。

本标准起草单位：国家药品监督管理局信息中心。

本标准主要起草人：张原、李丹丹、吴振生、王迎利、张喆、冉薇、曹明、王俊宇、刘毅、钱侃。

药品追溯码编码要求

1 范围

本标准规定了药品追溯码的术语和定义、编码原则、编码对象、基本要求、构成要求、载体基本要求、发码机构基本要求以及药品上市许可持有人、生产企业基本要求。

本标准适用于药品上市许可持有人、生产企业、经营企业、使用单位和发码机构等追溯参与方，针对在中国境内销售和使用的药品选择或使用符合本标准的药品追溯码。

2 规范性引用文件

下列文件对于本文件的应用是必不可少的。凡是注日期的引用文件，仅注日期的版本适用于本文件。凡是不注日期的引用文件，其最新版本（包括所有的修改单）适用于本文件。

GB/T 1988—1998 信息技术 信息交换用七位编码字符集

NMPAB/T 1001—2019 药品信息化追溯体系建设导则

3 术语和定义

NMPAB/T 1001—2019界定的以及下列术语和定义适用于本文件。为了便于使用，以下重复列出NMPAB/T 1001—2019中的一些术语和定义。

3.1 药品追溯码 drug traceability code

用于唯一标识药品各级销售包装单元的代码，由一列数字、字母和（或）符号组成。

3.2 药品标识码 drug identification code

用于标识特定于某种与药品上市许可持有人、生产企业、药品通用名、剂型、制剂规格和包装规格对应的药品的唯一性代码。

3.3 生产标识码 production identification code

用于识别药品在生产过程中相关数据的代码。

4 编码原则

4.1 实用性

药品追溯码应保证其科学合理，满足药品追溯业务实际需求和监管要求。

4.2 唯一性

药品追溯码的唯一性应指向单个药品销售包装单元；药品标识码的唯一性应指向特定于某种与药品上市许可持有人、生产企业、药品通用名、剂型、制剂规格、包装规格和（或）包装级别对应的药品。

4.3 可扩展性

药品追溯码应可根据实际使用需求进行容量扩充。

4.4 通用性

药品追溯码应基于药品上市许可持有人、生产企业、经营企业、使用单位广泛使用的编码规则进行设计或选择，并充分考虑与之相关的上下游企业、第三方或监管部门信息系统对接的技术需求。

5 编码对象

编码对象应为药品各级销售包装单元。

6 药品追溯码基本要求

药品追溯码应关联药品上市许可持有人名称、药品生产企业名称、药品通用名、药品批准文号、药品本位码、剂型、制剂规格、包装规格、生产日期、药品生产批号、有效期和单品序列号等信息；应符合以下两项要求中的一项：

——代码长度为20个字符，前7位为药品标识码；

——符合ISO相关国际标准（如，ISO/IEC 15459系列标准）的编码规则。

7 药品追溯码构成要求

药品追溯码的构成应满足以下要求：

a）可由数字、字母和（或）符号组成，包括GB/T 1988—1998表2中的所有字符；

b）包含药品标识码，并确保药品标识码在各级别的药品销售包装上保持唯一；

c）包含生产标识码：生产标识码应包含单品序列号，并可根据实际需求，包含药品生产批号、生产日期、有效期或失效期等；

d）包含校验位，以验证药品追溯码的正确性。

8 药品追溯码载体基本要求

根据实际需要，药品追溯码的载体可以选择一维条码、二维条码或RFID标签等，药品追溯码应可被设备和人眼识读。

9 发码机构基本要求

应有明确的编码规则，并应配合药品上市许可持有人和生产企业将本发码机构的基本信息、编码规则和药品标识码相关信息向协同平台备案，确保药品追溯码的唯一性。

10 药品上市许可持有人、生产企业基本要求

应选择符合本标准要求的发码机构，根据其编码规则编制或获取药品追溯码，对所生产药品的各级销售包装单元赋码，并做好各级销售包装单元药品追溯码之间的关联。在赋码前，应向协同平台进行备案，服从协同平台统筹，保证药品追溯码的唯一性。

参考文献

［1］国务院办公厅关于加快推进重要产品追溯体系建设的意见（国办发〔2015〕95号）

［2］食品药品监管总局关于推动食品药品生产经营者完善追溯体系的意见（食药监科〔2016〕122号）

［3］商务部等七部门关于推进重要产品信息化追溯体系建设的指导意见（商秩发〔2017〕53号）

［4］国家药监局关于药品信息化追溯体系建设的指导意见（国药监药管〔2018〕35号）

NMPAB

国家药品监督管理局信息化标准

NMPAB/T 1003—2019

药品追溯系统基本技术要求

Basic technical requirements for drug traceability
system

2019-08-26发布 2019-08-26实施

国家药品监督管理局 发布

目　　次

前　言

本标准按照GB/T 1.1—2009给出的规则起草。

本标准由国家药品监督管理局信息中心提出。

本标准由国家药品监督管理局综合和规划财务司归口。

本标准起草单位：国家药品监督管理局信息中心、复旦大学。

本标准主要起草人：陈锋、张原、李丹丹、吴振生、曹明、王迎利、赵巍、徐哲、王俊宇、刘毅、高自立、钱侃。

药品追溯系统基本技术要求

1 范围

本标准规定了药品追溯系统的通用要求、功能要求、存储要求、安全要求和运维要求等内容。

本标准适用于规范药品上市许可持有人、生产企业、经营企业、疾病预防控制机构、使用单位及第三方技术机构等药品信息化追溯体系参与方建设和使用药品追溯系统。

2 规范性引用文件

下列文件对于本文件的应用是必不可少的。凡是注日期的引用文件，仅注日期的版本适用于本文件。凡是不注日期的引用文件，其最新版本（包括所有的修改单）适用于本文件。

GB/T 22239　信息安全技术　信息系统安全等级保护基本要求

GB/T 28452　信息安全技术　应用软件系统通用安全技术要求

NMPAB/T 1001　药品信息化追溯体系建设导则

NMPAB/T 1002　药品追溯码编码要求

3 术语和定义

NMPAB/T 1001界定的术语和定义适用于本标准。为了便于使用，以下重复列出NMPAB/T 1001中的一些术语和定义。

3.1 药品追溯协同服务平台 drug traceability harmonization service platform

通过提供不同药品追溯系统的访问地址解析、药品追溯码编码规则的备案和管理，以及药品、企业基础数据分发等服务，辅助实现药品追溯相关信息系统互联互通的信息服务系统。

3.2 药品追溯码 drug traceability code

用于唯一标识药品各级销售包装单元的代码，由一系列数字、字母和（或）符号组成。

3.3 药品追溯系统 drug traceability system

基于药品追溯码、相关软硬件设备和通讯网络，获取药品追溯过程中相关数据的集成，用于实现药品生产、流通和使用全程追溯信息的采集、存储和共享。

3.4 药品标识码 drug identification code

用于标识特定于某种与药品上市许可持有人、生产企业、药品通用名、剂型、制剂规格和包装规格对应的药品的唯一代码。

4 通用要求

4.1 药品追溯系统应包含药品在生产、流通及使用等全过程的追溯信息，并具有对追溯数据的采集、存储、管理和共享功能，满足药品信息化追溯体系各参与方的不同追溯业务需求。

4.2 药品追溯系统应对接药品追溯协同服务平台，实现药品相关信息备案、追溯数据上报、追溯信息查询等功能。

4.3 药品追溯系统应支持界面输入、系统对接、文件导入、物联网终端设备读取等多种追溯信息采集方式。

4.4 药品追溯系统应对接药品追溯监管系统，满足监管数据交换要求。

4.5 药品追溯系统应建立追溯数据存储和管理机制，确保数据完整、有效、不可篡改和可追溯。

4.6 药品追溯系统应建立数据授权使用和安全监测机制，有效地保护数据安全，防止追溯数据被非法使用。

5 功能要求

5.1 基本信息管理要求

5.1.1 参与方基本信息管理要求

药品追溯系统应根据药品上市许可持有人、生产企业、经营企业、疾病预防控制机构、使用单位等药品追溯参与方的业务需求，并按照药品追溯数据和交换相关标准的规定，提供药品追溯参与方基本信息数据管理的功能。药品追溯参与方可使用该功能对其自身基本信息进行登记、查询、修改等操作。

5.1.2 药品基本信息数据管理要求

药品追溯系统应根据药品上市许可持有人、生产企业等药品追溯参与方的业务需求，并按照药品追溯数据和交换相关标准的规定，提供国产和进口药品基本信息数据管理的功能。药品上市许可持有人和生产企业可使用该功能对其生产的药品基本信息进行登记、查询、修改等操作。

5.2 信息备案管理要求

药品追溯系统应根据国家药品信息化追溯体系建设相关要求，提供由药品上市许可持有人和生产企业批量向协同平台备案药品追溯有关信息的功能，备案内容包括：包装规格、药品标识码及其对应的药品名称和制剂规格、其生产每种产品所在的药品追溯系统的链接地址等相关信息。

5.3 药品追溯码管理要求

药品追溯系统应根据药品上市许可持有人、生产企业等药品追溯参与方的业务需求，并按照NMPAB/T 1002的规定，提供药品追溯码管理功能。药品上市许可持有人及生产企业可使用该功能导入来自发码机构的药品追溯码，并根据实际业务需要进行维护。

5.4 追溯应用信息管理要求

5.4.1 生产信息管理要求

药品追溯系统应根据药品上市许可持有人、生产企业等药品追溯参与方的业务需求，并按照药品追溯数据和交换相关标准的规定，提供药品基本生产信息、进口信息、生产企业自检信息、批签发信息等生产过程相关信息管理的功能。

5.4.2 流通信息管理要求

药品追溯系统应根据药品上市许可持有人、生产企业、经营企业、疾病预防控制机构、使用单位等药品追溯参与方的业务需求，并按照药品追溯数据和交换相关标准的规定，提供药品进口信息、发货信息、收货信息、配送信息等流通过程相关信息管理的功能。

5.4.3 使用信息管理要求

药品追溯系统应根据药品使用单位、药品上市许可持有人和生产企业的业务需求，并按照药品追溯数据和交换相关标准的规定，提供药品使用过程相关信息管理的功能。

5.4.4 召回信息管理要求

药品追溯系统应根据药品上市许可持有人、生产企业等药品追溯参与方的业务需求，并按照药品追溯数据和交换相关标准的规定，提供药品召回相关信息管理的功能。

5.5 追溯信息共享要求

5.5.1 追溯信息上传要求

药品追溯系统应根据药品流通监管的业务需求，以及药品追溯数据和交换相关标准的规定，提供向药品追溯协同服务平台上传数据的功能，并与药品追溯协同服务平台进行数据对接。

5.5.2 基础数据接收要求

药品追溯系统应根据药品上市许可持有人、生产企业、经营企业、疾病预防控制机构、使用单位等药品追溯参与方的业务需求，按照药品流通管理的相关规定要求，提供接收药品追溯协同服务平台分发的药品追溯相关数据的功能。

5.5.3 追溯信息传递要求

药品追溯系统应根据药品上市许可持有人、生产企业、经营企业、疾病预防控制机构、使用单位等药品追溯参与方的业务需求，按照药品追溯数据和交换相关标准的规定，提供向追溯相关参与方传递追溯信息的功能。

5.5.4 追溯信息验证

药品追溯系统应具有对接收的追溯信息进行核对，并将核对信息反馈上游企业/机构的功能。

5.6 追溯信息查询要求

5.6.1 消费者查询

药品追溯系统应具有向消费者提供药品追溯信息查询功能。消费者查询功能应满足以下要求：

a）能配合药品追溯协同服务平台提供和自行提供基于网页和移动终端的追溯结果展示；

b）药品追溯查询时，追溯展示内容应遵照药品追溯数据消费者查询相关标准的规定。

5.6.2 监管方查询

药品追溯系统应具备根据监管需求，为监管方提供追溯数据查询的功能。

6 存储要求

6.1 支持存储调度，根据药品追溯系统使用单位需求有计划地对存储节点的迁移、扩容、复制、更改、删除等操作进行规划和自动执行。

6.2 提供存储资源调度管理策略，并能够将存储资源合理、按需提供给药品追溯系统使用单位。

6.3 支持实例运行的容错机制，支持多实例并行运行；任一实例宕机不会影响应用可用性，系统自动完成运行实例与数据恢复。

6.4 支持集中控制和分布自主控制的数据备份，应对追溯数据制定具体的数据备份策略。

6.5 提供对结构化数据、半结构化数据和非结构化数据的存储功能。

6.6 按相关规定期限保存追溯数据。

6.7 提供数据导入/导出和数据迁移功能。

7 安全要求

7.1 权限管理

药品追溯系统的权限管理应满足以下要求：

a）药品追溯系统应具有用户身份注册、审核、管理的功能；

b）用户身份验证应支持CA证书和（或）用户密码两种验证方式；

c）应具有用户权限配置功能，可根据业务需要设定访问控制策略。

7.2 安全管理

药品追溯系统应参照GB/T 22239和GB/T 28452的相关规定，达到相应的信息系统安全等级保护要求，等级保护三级及以上级别的药品追溯系统应通过相关机构认证。

8 运维要求

8.1 应明确药品追溯系统运维人员，落实运维责任，确保药品追溯系统的稳定运行。

8.2 应制定系统运行应急处理预案，确保故障发生时及时响应。

参考文献

［1］国务院办公厅关于加快推进重要产品追溯体系建设的意见（国办发〔2015〕95号）

［2］食品药品监管总局关于推动食品药品生产经营者完善追溯体系的意见（食药监科〔2016〕122号）

［3］商务部等七部门关于推进重要产品信息化追溯体系建设的指导意见（商秩发〔2017〕53号）

［4］国家药监局关于药品信息化追溯体系建设的指导意见（国药监药管〔2018〕35号）

NMPAB

国家药品监督管理局信息化标准

NMPAB/T 1004—2019

疫苗追溯基本数据集

Basic dataset for vaccine traceability

2019-08-26发布　　　　　　　　　　2019-08-26实施

国家药品监督管理局　　　发布

目　　次

前　言

本标准按照GB/T 1.1—2009给出的规则起草。

本标准由国家药品监督管理局信息中心提出。

本标准由国家药品监督管理局综合和规划财务司归口。

本标准起草单位：国家药品监督管理局信息中心、复旦大学、中国疾病预防控制中心。

本标准主要起草人：陈锋、张原、李丹丹、吴振生、曹明、王迎利、赵巍、徐哲、王俊宇、辛明辉、刘毅、高自立、钱侃、尹遵栋、曹玲生、苏雪梅、葛辉、严仕斌、李军保。

引　言

为贯彻《中华人民共和国疫苗管理法》和药品追溯相关政策要求，国务院药品监督管理部门会同国务院卫生健康主管部门制定统一的疫苗追溯标准和规范，指导疫苗追溯参与方在统一框架下共同开展疫苗信息化追溯体系建设。

由于疫苗属于特殊管理的药品，疫苗追溯各参与方在疫苗信息化追溯体系建设过程中，既需要遵照《疫苗追溯基本数据集》和《疫苗追溯数据交换基本技术要求》2个标准，还需要遵循《药品信息化追溯体系建设导则》《药品追溯码编码要求》和《药品追溯系统基本技术要求》等基础通用的药品追溯标准。

疫苗追溯基本数据集

1 范围

本标准规定了与疫苗信息化追溯体系建设相关的疫苗追溯基本数据集分类、数据集与疫苗追溯数据产生方关系及数据集内容。

本标准适用于规范追溯数据产生方采集和存储满足相关要求的追溯数据。

2 规范性引用文件

下列文件对于本文件的应用是必不可少的。凡是注日期的引用文件，仅所注日期的版本适用于本文件。凡是不注日期的引用文件，其最新版本（包括所有的修改单）适用于本文件。

GB/T 2260　中华人民共和国行政区划代码

GB/T 2659　世界各国和地区名称代码

GB/T 7408　数据元和交换格式　信息交换　日期和时间表示法

NMPAB/T 1001　药品信息化追溯体系建设导则

3 术语和定义

NMPAB/T 1001界定的术语和定义适用于本文件。

4 数据集分类

疫苗追溯基本数据集可分为基础信息数据子集和应用信息数据子集两类，见表1。基础信息数据子集包含了疫苗追溯协同服务平台分发的基础数据及补充内容；应用信息数据子集包含了疫苗在生产、流通及使用等全过程追溯信息。

表1 数据子集列表

分类	数据子集
基础信息数据子集	境内疫苗生产企业基本信息数据子集
	境外疫苗生产企业基本信息数据子集
	进口疫苗代理企业基本信息数据子集
	药品生产许可证基本信息数据子集
	药品经营许可证基本信息数据子集
	疾病预防控制机构基本信息数据子集
	疫苗配送单位基本信息数据子集
	接种单位基本信息数据子集
	国产疫苗基本信息数据子集
	进口疫苗基本信息数据子集
应用信息数据子集	生产信息数据子集
	进口信息数据子集
	生产企业自检信息数据子集
	批签发信息数据子集
	发货单信息数据子集
	收货单信息数据子集
	使用信息数据子集
	召回信息数据子集
	温度信息数据子集
	消费者查询基本信息数据子集

5 数据集与疫苗追溯数据产生方关系

疫苗追溯数据产生方包括：疫苗上市许可持有人及境内疫苗生产企业、进口疫苗代理企业、疾病预防控制机构和接种单位。各数据产生方应提供的数据子集见表2，表格中圆点表示该列所指的数据产生方应提供所在行的数据子集。消费者查询数据应由药品（疫苗）追溯系统提供。

表2　各数据产生方应提供的数据子集

数据子集	疫苗上市许可持有人及境内疫苗生产企业	进口疫苗代理企业	疾病预防控制机构	接种单位
境内疫苗生产企业基本信息数据子集	●			
境外疫苗生产企业基本信息数据子集		●		
进口疫苗代理企业基本信息数据子集		●		
药品生产许可证基本信息数据子集	●			
药品经营许可证基本信息数据子集		●		
疾病预防控制机构基本信息数据子集			●	
疫苗配送单位基本信息数据子集	●		●	●
接种单位基本信息数据子集				●
国产疫苗基本信息数据子集	●			
进口疫苗基本信息数据子集	●	●		
生产信息数据子集	●			
进口信息数据子集	●	●		
生产企业自检信息数据子集	●			
批签发信息数据子集	●	●		
发货单信息数据子集	●	●	●	●
收货单信息数据子集	●	●	●	●
使用信息数据子集				●
召回信息数据子集	●	●	●	●
温度信息数据子集	●	●	●	●

6　数据集内容

6.1　数据项描述

6.1.1　数据项短名

数据项中文名称（忽略符号）的汉语拼音首字母缩写，用于疫苗追溯数据交换时作为字段名使用。在一个数据子集中如果出现短名相同的数据项，处理原则为：从第一个重复的短名开始，在短名名称后加两位顺序号，序号从01开始递增。

6.1.2 数据项说明

描述数据项的定义或用途说明。

6.1.3 数据类型

表示数据项的符号、字符或其他类型，见表3。

表3 数据类型

数据类型	说明
字符型	通过字符形式表达的值的类型
整数型	通过"0"到"9"数字表达的整数类型的值
浮点型	通过"0"到"9"数字表达的实数
日期型	通过YYYYMMDD的形式表达的值的类型，符合GB/T 7408
日期时间型	通过YYYYMMDDThhmm的形式表达的值的类型，符合GB/T 7408
布尔型	两个且只有两个表明条件的值，True/False
二进制	上述类型无法表示的其他数据类型，比如图像、音频等

6.1.4 表示格式

从业务角度规定的数据项值的表示格式，包括所允许的最大和（或）最小字符长度、数据项值等。数据项的表示格式中使用的字符含义见表4。

表4 表示格式中字符的含义

表示格式	说明
YYYYMMDDThhmm	"YYYY"表示年份，"MM"表示月份，"DD"表示日期，"T"表示时间的标识符，"hh"表示小时，"mm"表示分钟，可以视实际情况组合使用
i	表示字符个数
a	表示字母字符
n	表示数字字符
an	表示数字、字母字符
ai	表示长度固定为i个字母字符
ni	表示长度固定为i个数字字符
ani	表示长度固定为i个字母、数字字符
a..i	表示长度最多为i个字母字符
n..i	表示长度最多为i个数字字符
an..i	表示长度最多为i个字母、数字字符

6.1.5 允许值

本部分数据项值域有两种类型：

a）可枚举值域：由允许值列表规定的值域，每个允许值和值含义应成对表示。其中：

1）可选值较少的（3个或以下），在"允许值"属性中直接列举。

2）可选值较多的（3个以上），在"允许值"属性中写出值域代码表名称，值域代码表在本文的规范性附录中。如代码表属于引用标准的，则须注明标准号。

b）不可枚举值域：由描述规定的值域，在"允许值"属性中须准确地描述该值域的允许值。

6.1.6 约束

说明一个数据项是否选取的描述符。该描述符分别为：

a）必选：表明该数据项必须选择；

b）可选：根据实际应用可以选择也可以不选；

c）条件必选：当满足约束条件中所定义的条件时应选择，约束条件在备注中说明。

6.2 基础信息数据子集

6.2.1 境内疫苗生产企业基本信息数据子集

境内疫苗生产企业基本信息数据子集见表5。

表5 境内疫苗生产企业基本信息数据子集

序号	数据项名称	数据项短名	数据项英文名称	数据项说明	数据类型	表示格式	允许值	约束	备注
1	统一社会信用代码	TYSHXYDM	USCID	境内疫苗生产企业的统一社会信用代码	字符型	an..18		必选	没有统一社会信用代码时使用组织机构代码
2	企业名称	QYMC	enterpriseName	境内疫苗生产企业营业执照上的"名称"	字符型	an..200		必选	
3	企业类型	QYLX	enterpriseType	境内疫苗生产企业营业执照上的"类型"	字符型	an..200		必选	

序号	数据项名称	数据项短名	数据项英文名称	数据项说明	数据类型	表示格式	允许值	约束	备注
4	住所地址	ZSDZ	domicile	境内疫苗生产企业营业执照上的"住所"	字符型	an..200		必选	
5	住所地址-国家（或地区）	ZSDZGJHDQ	countryOrRegionCode	住所地址中的国家或地区的名称代码	字符型	an3	参见附录A.4	必选	
6	住所地址-省（直辖市/自治区）	ZSDZSZXSZZQ	provinceCode	住所地址中的省、直辖市、自治区或特别行政区的名称代码	字符型	an6	参见附录A.4	必选	
7	住所地址-市（区/自治州/盟）	ZSDZSQZZZM	cityCode	住所地址中的市、地区、自治州或盟的名称代码	字符型	an6	参见附录A.4	必选	
8	住所地址-县（自治县/县级市）	ZSDZXZZXXJS	countyCode	住所地址中的县、自治县或县级市的名称代码	字符型	an6	参见附录A.4	必选	
9	住所地址-乡（镇/街道办事处）	ZSDZXZJDBSC	township	住所地址中的乡、镇或城市街道办事处的名称	字符型	an..70		必选	
10	住所地址-村（街/路/弄等）	ZSDZCJLLD	village	住所地址中的村或城市的街、路、弄等名称	字符型	an..70		必选	
11	住所地址-门牌号码	ZSDZMPHM	houseNumber	住所地址中的门牌号码	字符型	an..70		必选	
12	法定代表人	FDDBR	legalRepresentative	境内疫苗生产企业营业执照上的"法定代表人"	字符型	an..60		必选	
13	注册资本	ZCZB	registeredCapital	境内疫苗生产企业营业执照上的"注册资本"	字符型	an..60		可选	
14	成立日期	CLRQ	dateOfEstablishment	境内疫苗生产企业营业执照上的"成立日期"	日期型	YYYYMMDD		必选	
15	营业期限	YYQX	businessTerm	境内疫苗生产企业营业执照上的"营业期限"	字符型	an..60		必选	
16	经营范围	JYFW	businessScope	境内疫苗生产企业营业执照上的"经营范围"	字符型	an..200		必选	
17	登记机关	DJJG	registrationAuthority	境内疫苗生产企业营业执照上的"登记机关"	字符型	an..60		可选	
18	固定电话号码	GDDHHM	tel	境内疫苗生产企业用于对外联系的固定电话号码	字符型	an..18		必选	
19	传真号码	CZHM	fax	境内疫苗生产企业用于对外联系的传真号码	字符型	an..18		可选	

序号	数据项名称	数据项短名	数据项英文名称	数据项说明	数据类型	表示格式	允许值	约束	备注
20	电子信箱	DZXX	email	境内疫苗生产企业用于对外联系的电子信箱地址	字符型	an..50		可选	
21	企业网址	QYWZ	webURL	境内疫苗生产企业在互联网域名注册管理机构或域名根服务器运行机构申请注册的域名	字符型	an..200		可选	
22	联系人	LXR	contact	追溯工作负责人的姓名	字符型	an..60		必选	
23	联系电话	LXDH	contactTel	追溯工作负责人对外公布的联系电话	字符型	an..18		必选	

6.2.2 境外疫苗生产企业基本信息数据子集

境外疫苗生产企业基本信息数据子集见表6。

表6 境外疫苗生产企业基本信息数据子集

序号	数据项名称	数据项短名	数据项英文名称	数据项说明	数据类型	表示格式	允许值	约束	备注
1	公司名称（英文）	GSMCZW	enterpriseNameCN	进口疫苗进口药品批件上的中文"公司名称"	字符型	an..200		必选	
2	公司名称（英文）	GSMCYW	enterpriseNameEN	进口疫苗进口药品批件上的英文"公司名称"	字符型	an..200		必选	
3	公司地址（中文）	GSDZZW	enterprisetAddressCN	进口疫苗进口药品批件上的中文公司地址	字符型	an..200		可选	
4	公司地址（英文）	GSDZYW	enterpriseAddressEN	进口疫苗进口药品批件上的英文公司地址	字符型	an..200		可选	
5	公司地址-国家（或地区）	GSDZGJHDQ	enterpriseCountryOrRegionCode	公司所在国家或地区的名称代码	字符型	an3	参见附录A.4	必选	
6	公司所在国家或地区（中文）	GSSZGJHDQZW	enterpriseCountryOrRegionCN	进口疫苗进口药品批件上的公司所在国家或地区中文描述	字符型	an..200		必选	
7	公司所在国家或地区（英文）	GSSZGJHDQYW	enterpriseCountryOrRegionEN	进口疫苗进口药品批件上的公司所在国家或地区英文描述	字符型	an..200		必选	
8	生产厂名称（中文）	SCCMCZW	producerNameCN	进口疫苗进口药品批件上的中文"生产厂"名称	字符型	an..200		必选	

序号	数据项名称	数据项短名	数据项英文名称	数据项说明	数据类型	表示格式	允许值	约束	备注
9	生产厂名称（英文）	SCCMCYW	producerNameEN	进口疫苗进口药品批件上的英文"生产厂"名称	字符型	an..200		必选	
10	生产厂地址（中文）	SCCDZZW	producerAddressCN	进口疫苗进口药品批件上的中文生产厂地址	字符型	an..200		必选	
11	生产厂地址（英文）	SCCDZYW	producerAddressEN	进口疫苗进口药品批件上的英文生产厂地址	字符型	an..200		必选	
12	生产厂国家（或地区）	SCCGJHDQ	producerCountryOrRegionCode	生产厂所在国家或地区的名称代码	字符型	an3	参见附录A.4	必选	
13	生产厂国家或地区（中文）	SCCGJHDQZW	producerCountryOrRegionCN	进口疫苗进口药品批件上的生产厂所在国家或地区中文描述	字符型	an..200		必选	
14	生产厂国家或地区（英文）	SCCGJHDQYW	producerCountryOrRegionEN	进口疫苗进口药品批件上的生产厂所在国家或地区英文描述	字符型	an..200		必选	
15	固定电话号码	GDDHHM	tel	境外疫苗生产企业用于对外联系的固定电话号码	字符型	an..18		必选	
16	传真号码	CZHM	fax	境外疫苗生产企业用于对外联系的传真号码	字符型	an..18		可选	
17	电子信箱	DZXX	email	境外疫苗生产企业用于对外联系的电子信箱地址	字符型	an..50		可选	
18	企业网址	QYWZ	webURL	境外疫苗生产企业在互联网域名注册管理机构或域名根服务器运行机构申请注册的域名	字符型	an..200		可选	
19	联系人	LXR	contact	追溯工作负责人的姓名	字符型	an..60		必选	
20	联系电话	LXDH	contactTel	追溯工作负责人对外公布的电话号码	字符型	an..18		必选	

6.2.3 药品生产许可证基本信息数据子集

药品生产许可证基本信息数据子集见表7。

表7 药品生产许可证基本信息数据子集

序号	数据项名称	数据项短名	数据项英文名称	数据项说明	数据类型	表示格式	允许值	约束	备注
1	许可证编号	XKZBH	LicenseNo	药品生产许可证上的"许可证编号"	字符型	an..50		必选	
2	统一社会信用代码	TYSHXYDM	USCID	药品生产许可证上的"社会信用代码"	字符型	an..18		必选	
3	企业名称	QYMC	enterpriseName	药品生产许可证上的"企业名称"	字符型	an..200		必选	
4	注册地址	ZCDZ	regAddress	药品生产许可证上的"注册地址"	字符型	an..200		必选	
5	法定代表人	FDDBR	legalRepresentative	药品生产许可证上的"法定代表人"	字符型	an..60		必选	
6	企业负责人	QYFZR	responsiblePerson	药品生产许可证上的"企业负责人"	字符型	an..60		必选	
7	质量负责人	ZLFZR	qualityPersonInCharge	药品生产许可证上的"质量负责人"	字符型	an..60		可选	
8	分类码	FLM	typeCode	药品生产许可证上的"分类码"	字符型	an..60		条件必选	存在时必选
9	有效期	YXQ	validTerm	药品生产许可证的有效期截至日期	日期型	YYYYMMDD		必选	
10	生产地址	SCDZ	producerAddress	药品生产许可证上的"生产地址"	字符型	an..200		必选	
11	生产范围	SCFW	scopeOfproduce	药品生产许可证上的"生产范围"	字符型	an..200		必选	
12	发证机关	FZJG	issuingAuthority	药品生产许可证上的"发证机关"	字符型	an..200		必选	
13	签发人	QFR	issuer	药品生产许可证上的"签发人"	字符型	an..60		可选	
14	签发日期	QFRQ	issuingDate	药品生产许可证的"签发日期"	日期型	YYYYMMDD		必选	
15	日常监督管理机构	RCJDGLJG	superviseUnit	药品生产许可证上的"日常监督管理机构"	字符型	an..200		可选	
16	举报电话	JBDH	supervisionTel	药品生产许可证上的"监督举报电话"或"投诉举报电话"	字符型	an..18		可选	

6.2.4 进口疫苗代理企业基本信息数据子集

本数据子集适用于取得药品经营许可证的进口疫苗代理企业，进口疫苗代理企业基本信息数据子集见表8。

表8 进口疫苗代理企业基本信息数据子集

序号	数据项名称	数据项短名	数据项英文名称	数据项说明	数据类型	表示格式	允许值	约束	备注
1	统一社会信用代码	TYSHXYDM	USCID	进口疫苗代理企业的统一社会信用代码	字符型	an..18		必选	没有统一社会信用代码时使用组织机构代码
2	企业名称	QYMC	enterpriseName	进口疫苗代理企业营业执照上的"名称"	字符型	an..200		必选	
3	企业类型	QYLX	enterpriseType	进口疫苗代理企业营业执照上的"类型"	字符型	an..200		必选	
4	住所地址	ZSDZ	domicile	进口疫苗代理企业营业执照上的"住所"	字符型	an..200		必选	
5	住所地址-国家（或地区）	ZSDZGJHDQ	countryOrRegionCode	住所地址中的国家或地区的名称代码	字符型	an3	参见附录A.4	必选	
6	住所地址-省（直辖市/自治区）	ZSDZSZXSZZQ	provinceCode	住所地址中的省、直辖市、自治区或特别行政区的名称代码	字符型	an6	参见附录A.4	必选	
7	住所地址-市（区/自治州/盟）	ZSDZSQZZZM	cityCode	住所地址中的市、地区、自治州或盟的名称代码	字符型	an6	参见附录A.4	必选	
8	住所地址-县（自治县/县级市）	ZSDZXZZXXJS	countyCode	住所地址中的县、自治县或县级市的名称代码	字符型	an6	参见附录A.4	必选	
9	住所地址-乡（镇/街道办事处）	ZSDZXZJDBSC	township	住所地址中的乡、镇或城市街道办事处的名称	字符型	an..70		必选	
10	住所地址-村（街/路/弄等）	ZSDZCJLLD	village	住所地址中的村或城市的街、路、弄等名称	字符型	an..70		必选	
11	住所地址-门牌号码	ZSDZMPHM	houseNumber	住所地址中的门牌号码	字符型	an..70		必选	
12	法定代表人	FDDBR	legalRepresentative	进口疫苗代理企业营业执照上的"法定代表人"	字符型	an..60		必选	
13	注册资本	ZCZB	registeredCapital	进口疫苗代理企业营业执照上的"注册资本"	字符型	an..60		可选	
14	成立日期	CLRQ	dateOfEstablishment	进口疫苗代理企业营业执照上的"成立日期"	日期型	YYYYMMDD		必选	

序号	数据项名称	数据项短名	数据项英文名称	数据项说明	数据类型	表示格式	允许值	约束	备注
15	营业期限	YYQX	validTerm	进口疫苗代理企业营业执照上的"营业期限"	字符型	an..60		必选	
16	经营范围	JYFW	businessScope	进口疫苗代理企业营业执照上的"经营范围"	字符型	an..200		必选	
17	登记机关	DJJG	registrationAuthority	进口疫苗代理企业营业执照上的"登记机关"	字符型	an..60		可选	
18	固定电话号码	GDDHHM	tel	进口疫苗代理企业用于对外联系的固定电话号码	字符型	an..18		必选	
19	传真号码	CZHM	fax	进口疫苗代理企业用于对外联系的传真号码	字符型	an..18		可选	
20	电子信箱	DZXX	email	进口疫苗代理企业用于对外联系的电子信箱地址	字符型	an..50		可选	
21	企业网址	QYWZ	webURL	进口疫苗代理企业在互联网域名注册管理机构或域名根服务器运行机构申请注册的域名	字符型	an..200		可选	
22	联系人	LXR	contact	追溯工作负责人的姓名	字符型	an..60		必选	
23	联系电话	LXDH	contactTel	追溯工作负责人对外公布的电话号码	字符型	an..18		必选	

6.2.5 药品经营许可证基本信息数据子集

药品经营许可证基本信息数据子集见表9。

表9 药品经营许可证基本信息数据子集

序号	数据项名称	数据项短名	数据项英文名称	数据项说明	数据类型	表示格式	允许值	约束	备注
1	许可证编号	XKZBH	licenseNo	药品经营许可证上的"许可证编号"	字符型	an..50		必选	
2	企业名称	QYMC	enterpriseName	药品经营许可证上的"企业名称（名称）"	字符型	an..200		必选	
3	统一社会信用代码	TYSHXYDM	USCID	药品经营许可证上的"社会信用代码（身份证号码）"	字符型	an..18		条件必选	新版药品许可证必选

序号	数据项名称	数据项短名	数据项英文名称	数据项说明	数据类型	表示格式	允许值	约束	备注
4	注册地址	ZCDZ	regAddress	药品经营许可证上的"注册地址"	字符型	an..200		必选	
5	法定代表人	FDDBR	legalRepresentative	药品经营许可证上的"法定代表人"	字符型	an..60		必选	
6	企业负责人	QYFZR	responsiblePerson	药品经营许可证上的"企业负责人"	字符型	an..60		必选	
7	质量负责人	ZLFZR	qualifiedPerson	药品经营许可证上的"质量负责人"	字符型	an..60		必选	
8	仓库地址	CKDZ	warehouseAddress	药品经营许可证上的"仓库地址"	字符型	an..200		必选	
9	经营方式	JYFS	typeOfOperation	药品经营许可证上的"经营方式"	字符型	an..20	批发/零售/零售（连锁）	必选	
10	经营范围	JYFW	scopeOfBusiness	药品经营许可证上的"经营范围"	字符型	an..200		必选	
11	有效期	YXQ	validTerm	药品经营许可证的有效期截至日期	日期型	YYYYMMDD		必选	
12	发证机关	FZJG	issuingAuthority	药品经营许可证上的"发证机关"	字符型	an..200		必选	
13	签发人	QFR	issuer	药品经营许可证的"签发人"	字符型	an..60		可选	
14	签发日期	QFRQ	issuingDate	药品经营许可证的"签发日期"	日期型	YYYYMMDD		必选	
15	日常监督管理机构	RCJDGLJG	superviseUnit	药品经营许可证上的"日常监督管理机构"	字符型	an..200		可选	
16	投诉举报电话	TSJBDH	supervisionTel	药品经营许可证上的"投诉举报电话"	字符型	an..18		可选	

6.2.6 疾病预防控制机构基本信息数据子集

疾病预防控制机构基本信息数据子集见表10。

表10 疾病预防控制机构基本信息数据子集

序号	数据项名称	数据项短名	数据项英文名称	数据项说明	数据类型	表示格式	允许值	约束	备注
1	统一社会信用代码	TYSHXYDM	USCID	疾病预防控制机构的统一社会信用代码	字符型	an..18		必选	没有统一社会信用代码时使用组织机构代码

序号	数据项名称	数据项短名	数据项英文名称	数据项说明	数据类型	表示格式	允许值	约束	备注
2	疾病预防控制机构名称	JBYFKZJGMC	DPCOrganizationName	疾病预防控制机构的名称	字符型	an..200		必选	
3	疾病预防控制机构地址	JBYFKZJGDZ	address	疾病预防控制机构的办公地址	字符型	an..200		必选	
4	疾病预防控制机构地址–国家(或地区)	JBYFKZJGDZGJHDQ	countryOrRegionCode	疾病预防控制机构地址中的国家或地区的名称代码	字符型	an3	参见附录A.4	必选	
5	疾病预防控制机构地址–省(直辖市/自治区)	JBYFKZJGDZSZXSZZQ	provinceCode	疾病预防控制机构地址中的省、直辖市、自治区或特别行政区的名称代码	字符型	an6	参见附录A.4	必选	
6	疾病预防控制机构地址–市(区/自治州/盟)	JBYFKZJGDZSQZZZM	cityCode	疾病预防控制机构地址中的市、地区、自治州或盟的名称代码	字符型	an6	参见附录A.4	必选	
7	疾病预防控制机构地址–县(自治县/县级市)	JBYFKZJGDZXZZXXJS	countyCode	疾病预防控制机构地址中的县、自治县或县级市的名称代码	字符型	an6	参见附录A.4	必选	
8	疾病预防控制机构地址–乡(镇/街道办事处)	JBYFKZJGDZXZJDBSC	township	疾病预防控制机构地址中的乡、镇或城市街道办事处的名称	字符型	an..70		必选	
9	疾病预防控制机构地址–村(街/路/弄等)	JBYFKZJGDZCJLLD	village	疾病预防控制机构地址中的村或城市的街、路、弄等名称	字符型	an..70		必选	
10	疾病预防控制机构地址–门牌号码	JBYFKZJGDZMPHM	houseNumber	疾病预防控制机构地址中的门牌号码	字符型	an..70		必选	
11	疾病预防控制机构负责人	JBYFKZJGFZR	responsiblePerson	疾病预防控制机构的负责人姓名	字符型	an..60		必选	
12	固定电话号码	GDDHHM	tel	疾病预防控制机构用于对外联系的固定电话号码	字符型	an..18		必选	
13	传真号码	CZHM	fax	疾病预防控制机构用于对外联系的传真号码	字符型	an..18		可选	
14	电子信箱	DZXX	email	疾病预防控制机构用于对外联系的电子信箱地址	字符型	an..50		可选	

序号	数据项名称	数据项短名	数据项英文名称	数据项说明	数据类型	表示格式	允许值	约束	备注
15	疾病预防控制机构网址	JBYFKZJGWZ	webURL	疾病预防控制机构在互联网域名注册管理机构或域名根服务器运行机构申请注册的域名	字符型	an..200		可选	
16	联系人	LXR	contact	负责追溯负责人的姓名	字符型	an..60		必选	
17	联系电话	LXDH	contactTel	追溯工作负责人对外公布的联系电话	字符型	an..18		必选	

6.2.7 疫苗配送单位基本信息数据子集

疫苗配送单位基本信息数据子集见表11。

表11 疫苗配送单位基本信息数据子集

序号	数据项名称	数据项短名	数据项英文名称	数据项说明	数据类型	表示格式	允许值	约束	备注
1	统一社会信用代码	TYSHXYDM	USCID	疫苗配送单位的统一社会信用代码	字符型	an..18		必选	没有统一社会信用代码时使用组织机构代码
2	疫苗配送单位名称	YMPSDWMC	distributionName	疫苗配送单位的名称	字符型	an..200		必选	
3	疫苗配送单位地址	YMPSDWDZ	address	疫苗配送单位的办公地址	字符型	an..200		必选	
4	疫苗配送单位地址-国家（或地区）	YMPSDWDZGJHDQ	countryOrRegionCode	疫苗配送单位地址中的国家或地区的名称代码	字符型	an3	参见附录A.4	必选	
5	疫苗配送单位地址-省（直辖市/自治区）	YMPSDWDZSZXSZZQ	provinceCode	疫苗配送单位地址中的省、直辖市、自治区或特别行政区的名称代码	字符型	an6	参见附录A.4	必选	
6	疫苗配送单位地址-市（区/自治州/盟）	YMPSDWDZSQZZZM	cityCode	疫苗配送单位地址中的市、地区、自治州或盟的名称代码	字符型	an6	参见附录A.4	必选	
7	疫苗配送单位地址-县（自治县/县级市）	YMPSDWDZXZZXXJS	countyCode	疫苗配送单位地址中的县、自治县或县级市的名称代码	字符型	an6	参见附录A.4	必选	

序号	数据项名称	数据项短名	数据项英文名称	数据项说明	数据类型	表示格式	允许值	约束	备注
8	疫苗配送单位地址-乡（镇/街道办事处）	YMPSDWDZXZJDBSC	township	疫苗配送单位地址中的乡、镇或城市街道办事处的名称	字符型	an..70		必选	
9	疫苗配送单位地址-村（街/路/弄等）	YMPSDWDZCJLLD	village	疫苗配送单位地址中的村或城市的街、路、弄等名称	字符型	an..70		必选	
10	疫苗配送单位地址-门牌号码	YMPSDWDZMPHM	houseNumber	疫苗配送单位地址中的门牌号码	字符型	an..70		必选	
11	仓库地址	CKDZ	warehouseAddress	疫苗配送单位中转仓库的地址	字符型	an..200		条件必选	有仓库时必选
12	单位负责人	DWFZR	responsiblePerson	疫苗配送单位负责人的姓名	字符型	an..60		必选	
13	固定电话号码	GDDHHM	tel	疫苗配送单位用于对外联系的固定电话号码	字符型	an..18		必选	
14	传真号码	CZHM	fax	疫苗配送单位用于对外联系的传真号码	字符型	an..18		可选	
15	电子信箱	DZXX	email	疫苗配送单位用于对外联系的电子信箱地址	字符型	an..50		可选	
16	疫苗配送单位网址	YMPSDWWZ	webURL	疫苗配送单位在互联网域名注册管理机构或域名根服务器运行机构申请注册的域名	字符型	an..200		可选	
17	联系人	LXR	contact	追溯工作负责人的姓名	字符型	an..60		必选	
18	联系电话	LXDH	contactTel	追溯工作负责人对外公布的联系电话	字符型	an..18		必选	

6.2.8 接种单位基本信息数据子集

接种单位基本信息数据子集见表12。

表12 接种单位基本信息数据子集

序号	数据项名称	数据项短名	数据项英文名称	数据项说明	数据类型	表示格式	允许值	约束	备注
1	接种单位编码	JZDWBM	immunizationSiteCode	由中国疾病预防控制中心编制和分配的用于唯一标识接种单位的代码	字符型	an..18		必选	

序号	数据项名称	数据项短名	数据项英文名称	数据项说明	数据类型	表示格式	允许值	约束	备注
2	统一社会信用代码	TYSHXYDM	USCID	接种单位的统一社会信用代码	字符型	an..18		可选	
3	接种单位名称	JZDWMC	immunizationSiteName	接种单位的中文名称	字符型	an..200		必选	
4	接种单位地址	JZDWDZ	address	接种单位的办公地址	字符型	an..200		必选	
5	接种单位地址–国家（或地区）	JZDWDZGJHDQ	countryOrRegionCode	接种单位地址中的国家或地区的名称代码	字符型	an3	参见附录A.4	必选	
6	接种单位地址–省（直辖市/自治区）	JZDWDZSZXSZZQ	provinceCode	接种单位地址中的省、直辖市、自治区或特别行政区的名称代码	字符型	an6	参见附录A.4	必选	
7	接种单位地址–市(区/自治州/盟)	JZDWDZSQZZZM	cityCode	接种单位地址中的市、地区、自治州或盟的名称代码	字符型	an6	参见附录A.4	必选	
8	接种单位地址–县（自治县/县级市）	JZDWDZXZZXXJS	countyCode	接种单位地址中的县、自治县或县级市的名称代码	字符型	an6	参见附录A.4	必选	
9	接种单位地址–乡（镇/街道办事处）	JZDWDZZJDBSC	township	接种单位地址中的乡、镇或城市街道办事处的名称	字符型	an..70		必选	
10	接种单位地址–村（街/路/弄等）	JZDWDZCJLLD	village	接种单位地址中的村或城市的街、路、弄等名称	字符型	an..70		必选	
11	接种单位地址–门牌号码	JZDWDZMPHM	houseNumber	接种单位地址中的门牌号码	字符型	an..70		必选	
12	法定代表人	FDDBR	legalRepresentative	接种单位医疗机构执业许可证上的法定代表人	字符型	an..60		必选	
13	固定电话号码	GDDHHM	tel	接种单位用于对外联系的固定电话号码	字符型	an..18		必选	
14	传真号码	CZHM	fax	接种单位用于对外联系的传真号码	字符型	an..18		可选	
15	电子信箱	DZXX	email	接种单位用于对外联系的电子信箱地址	字符型	an..50		可选	
16	接种单位网址	JZDWWZ	webURL	接种单位在互联网域名注册管理机构或域名根服务器运行机构申请注册的域名	字符型	an..200		可选	
17	联系人	LXR	contact	追溯工作负责人的姓名	字符型	an..60		必选	
18	联系电话	LXDH	contactTel	追溯工作负责人对外公布的联系电话	字符型	an..18		必选	

6.2.9 国产疫苗基本信息数据子集

国产疫苗基本信息数据子集见表13。

表13 国产疫苗基本信息数据子集

序号	数据项名称	数据项短名	数据项英文名称	数据项说明	数据类型	表示格式	允许值	约束	备注
1	国家药品标识码	GJYPBSM	CNDC	用于唯一标识特定于某种与药品（疫苗）上市许可持有人、生产企业、通用名、剂型、制剂规格和包装规格对应药品（疫苗）的唯一性代码。由疫苗上市许可持有人、生产企业等向疫苗追溯协同服务平台备案包装规格相关信息后产生	字符型	an..20		必选	
2	药品通用名称	YPTYMC	CADN	国家药品标准或者国家药典委员会《中国药品通用名称》或其增补本收载的药品通用名称，或根据《中国药品通用名称命名原则》命名的新的药品/疫苗的名称	字符型	an..100		必选	
3	药品英文名称	YPYWMC	INNdrugName	用英文形式表示的药品通用名称，通常采用世界卫生组织编订的国际非专有名称	字符型	an..100		可选	
4	药品商品名称	YPSPMC	drugProductcName	由疫苗生产企业自己确定，经药品监管部门核准使用的产品名称	字符型	an..100		可选	
5	药品本位码	YPBWM	drugStandardCode	国家批准注册药品唯一的身份标识	字符型	an..20		必选	
6	剂型	JX	dosageForm	根据药物的性质、用药目的及给药途径，将原料药加工制成适宜的形式	字符型	an..20		必选	

序号	数据项名称	数据项短名	数据项英文名称	数据项说明	数据类型	表示格式	允许值	约束	备注
7	制剂规格	ZJGG	strength	每支、每片或其他每一单位制剂中含有主药（或效价）的重量或含量或装量。生物制品应标明每支（瓶）有效成分的效价（或含量及效价）及装量（或冻干制剂的复溶后体积）	字符型	an..100		必选	
8	包装规格	BZGG	pkgSpec	药品说明书上标识的单位包装内药品的重量、数量或装量	字符型	an..100		必选	
9	包装转换比	BZZHB	pkgCRatio	最小销售包装单元所含制剂单位的数量	浮点型	n..9		可选	
10	包装转换比单位	BZZHBDW	unitOfPCR	包装转换比的单位	字符型	an..20		可选	
11	疫苗有效期	YMYXQ	periodOfValidity	疫苗在规定的储存条件下，能够保持质量的期限	整数型	n..10		必选	单位：月
12	药品批准文号	YPPZWH	approvalNo	药品监管部门审核批准药品生产企业生产某一药品的专有编号	字符型	an..50		必选	
13	药品批准文号有效期	YPPZWHYXQ	approvalValidityPeriod	药品批准文号的有效期截止日期	日期型	YYYYMMDD		必选	
14	批准日期	PZRQ	approvalDate	药品注册批件的批准日期	日期型	YYYYMMDD		必选	
15	是否国家免疫规划疫苗	SFGJMYGHYM	isNPI	是否是国家免疫规划疫苗	布尔型			必选	
16	药物使用次剂量	YWSYCJL	dosis	单次使用药物的剂量	浮点型	n..5, 2		可选	
17	药物使用剂量单位	YWSYJLDW	unitOfDosis	药物使用的剂量单位	字符型	an..6		条件必选	存在药物使用次剂量时必选
18	最小销售包装单元可用人份数	ZXXSBZDYKYRFS	quantityOfMinBoxUnit	一个最小销售包装单元的疫苗可使用的人数	整数型	n..4		必选	
19	生产企业名称	SCQYMC	producerName	境内疫苗生产企业营业执照上的名称	字符型	an..200		必选	

序号	数据项名称	数据项短名	数据项英文名称	数据项说明	数据类型	表示格式	允许值	约束	备注
20	统一社会信用代码（生产企业）	TYSHXYDMSCQY	producerUSCID	境内疫苗生产企业的统一社会信用代码	字符型	an..18		必选	没有统一社会信用代码时使用组织机构代码
21	疫苗上市许可持有人名称	YMSSXKCYRMC	VMAHName	疫苗上市许可持有人的名称	字符型	an..60		必选	当持有人是企业时，应使用营业执照上的名称；是自然人时应使用证件上的姓名
22	统一社会信用代码（疫苗上市许可持有人）	TYSHXYDMYMSSXKCYR	VMAHUSCID	疫苗上市许可持有人的统一社会信用代码	字符型	an..18		条件必选	持有人为企业时，提供统一社会信用代码，为个人时提供证件号和证件类型
23	证件号（疫苗上市许可持有人）	ZJHYMSSXKCYR	VMAHID	疫苗上市许可持有人个人证件上记载的、可唯一标识个人身份的号码	字符型	an..50		条件必选	持有人为企业时，提供统一社会信用代码，为个人时提供证件号和证件类型
24	证件类型	ZJLX	IDType	由特定机构颁发的可以证明个人身份的证件的名称	字符型	n1	参见附录A.3	条件必选	

6.2.10　进口疫苗基本信息数据子集

进口疫苗基本信息数据子集见表14。

表14　进口疫苗基本信息数据子集

序号	数据项名称	数据项短名	数据项英文名称	数据项说明	数据类型	表示格式	允许值	约束	备注
1	国家药品标识码	GJYPBSM	CNDC	用于唯一标识特定于某种与药品（疫苗）上市许可持有人、生产企业、通用名、剂型、制剂规格和包装规格对应药品（疫苗）的唯一性代码。由疫苗上市许可持有人、生产企业等向疫苗追溯协同服务平台备案包装规格相关信息后产生	字符型	an..20		必选	

序号	数据项名称	数据项短名	数据项英文名称	数据项说明	数据类型	表示格式	允许值	约束	备注
2	药品通用名称	YPTYMC	CADN	国家药品标准或者国家药典委员会《中国药品通用名称》或其增补本收载的药品通用名称，或根据《中国药品通用名称命名原则》命名的新的药品/疫苗的名称	字符型	an..100		必选	
3	药品英文名称	YPYWMC	INNdrugName	用英文形式表示的药品通用名称，通常采用世界卫生组织编订的国际非专有名称	字符型	an..100		可选	
4	药品商品名称	YPSPMC	drugProductName	由疫苗生产企业自己确定，经药品监管部门核准使用的产品名称	字符型	an..100		可选	
5	药品本位码	YPBWM	drugStandardCode	国家批准注册药品唯一的身份标识	字符型	an..20		必选	
6	剂型	JX	dosageForm	根据药物的性质、用药目的及给药途径，将原料药加工制成适宜的形式	字符型	n4	参见附录A.1	可选	
7	制剂规格	ZJGG	strength	每支、每片或其他每一单位制剂中含有主药（或效价）的重量或含量或装量。生物制品应标明每支（瓶）有效成分的效价（或含量及效价）及装量（或冻干制剂的复溶后体积）	字符型	an..100		必选	
8	包装规格	BZGG	pkgSpec	药品说明书上标识的单位包装内药品的重量、数量或装量	字符型	an..100		必选	
9	包装转换比	BZZHB	pkgCRatio	最小销售包装单元所含制剂单位的数量	浮点型	n..9		可选	
10	包装转换比单位	BZZHBDW	unitOfPCR	包装转换比的单位	字符型	an..20		可选	
11	疫苗有效期	YMYXQ	periodOfValidity	疫苗在规定的储存条件下，能够保持质量的期限	整数型	n..10		必选	单位：月
12	进口药品注册证号	JKYPZCZH	registerationNo	进口药品注册证上的注册证号	字符型	an..50		必选	

序号	数据项名称	数据项短名	数据项英文名称	数据项说明	数据类型	表示格式	允许值	约束	备注
13	进口药品注册证有效期	JKYPZCZYXQ	approvalValidityPeriod	进口药品注册证的有效期截止日期	日期型	YYYYMMDD		必选	
14	批准日期	PZRQ	approvalDate	进口药品注册证的批准日期	日期型	YYYYMMDD		必选	
15	进口药品批件号	JKYPPJH	impApprovalNo	进口药品批件上标示的编号	字符型	an..50		条件必选	存在时必选
16	进口药品批件有效期	JKYPPJYXQ	impApprovalValidityPeriod	进口药品批件上的有效期	日期型	YYYYMMDD		条件必选	存在时必选
17	药品批准文号	YPPZWH	approvalNo	进口疫苗国内分包装时取得的药品批准文号	字符型	an..50		条件必选	国内分包装必选
18	药品批准文号有效期	YPPZWHYXQ	approvalValidityPeriod	药品批准文号的有效期截止日期	日期型	YYYYMMDD		条件必选	国内分包装必选
19	药物使用次剂量	YWSYCJL	dosis	单次使用药物的剂量	浮点型	n..5,2		可选	
20	药物使用剂量单位	YWSYJLDW	unitOfDosis	药物使用的剂量单位	字符型	an..6		条件必选	存在药物使用次剂量时必选
21	最小销售包装单元可用人份数	ZXXSBZDYKYRFS	quantityOfMinBoxUnit	一个最小销售包装单元的疫苗可使用的人数	整数型	n..4		必选	
22	公司名称（中文）	GSMCZW	enterpriseNameCN	进口药品批件上的中文公司名称	字符型	an..200		必选	
23	公司名称（英文）	GSMCYW	enterpriseNameEN	进口药品批件上的英文公司名称	字符型	an..200		必选	
24	公司地址（中文）	GSDZZW	enterpriseAddressCN	进口药品批件上的中文公司地址	字符型	an..200		可选	
25	公司地址（英文）	GSDZYW	enterpriseAddressEN	进口药品批件上的英文公司地址	字符型	an..200		可选	
26	公司所在国家或地区（中文）	GSGJHDQZW	enterpriseCountryOrRegionCN	进口药品批件上的公司所在国家或地区中文描述	字符型	an..200		必选	
27	公司所在国家或地区（英文）	GSGJHDQYW	enterpriseCountryOrRegionEN	进口药品批件上的公司所在国家或地区英文描述	字符型	an..200		必选	
28	生产厂名称（中文）	SCCMCZW	producerNameCN	进口药品批件上的中文生产厂名称	字符型	an..200		必选	
29	生产厂名称（英文）	SCCMCYW	producerNameEN	进口药品批件上的英文生产厂名称	字符型	an..200		必选	

序号	数据项名称	数据项短名	数据项英文名称	数据项说明	数据类型	表示格式	允许值	约束	备注
30	生产厂地址（中文）	SCCDZZW	producerAddressCN	进口药品批件上的中文生产厂地址	字符型	an..200		必选	
31	生产厂地址（英文）	SCCDZYW	producerAddressEN	进口药品批件上的英文生产厂地址	字符型	an..200		必选	
32	生产厂国家或地区（中文）	SCCGJHDQZW	producerCountryOrRegionCN	进口药品批件上的生产厂所在国家或地区中文描述	字符型	an..200		必选	
33	生产厂国家或地区（英文）	SCCGJHDQYW	producerCountryOrRegionEN	进口药品批件上的生产厂所在国家或地区英文描述	字符型	an..200		必选	
34	分包装厂名称	FBZCMC	pkgName	进口药品批件上的包装厂名称	字符型	an..200		条件必选	国内分包装必选
35	统一社会信用代码（分包装厂）	TYSHXYDMFBZC	pkgUSCID	进口疫苗国内分包装厂的统一社会信用代码	字符型	an..18		条件必选	国内分包装必选；没有统一社会信用代码时使用组织机构代码
36	分包装厂地址	FBZCDZ	pkgAddress	进口药品批件上的包装厂地址	字符型	an..200		条件必选	国内分包装必选
37	是否国家免疫规划疫苗	SFGJMYGHYM	isNPI	是否是国家免疫规划疫苗	布尔型			必选	

6.3 应用信息数据子集

6.3.1 生产信息数据子集

生产信息数据子集见表15。

表15 生产信息数据子集

序号	数据项名称	数据项短名	数据项英文名称	数据项说明	数据类型	表示格式	允许值	约束	备注
1	统一社会信用代码（生产企业）	TYSHXYDMSCQY	producerUSCID	境内疫苗生产企业的统一社会信用代码	字符型	an..18		必选	没有统一社会信用代码时使用组织机构代码
2	生产企业名称	SCQYMC	producerName	境内疫苗生产企业营业执照上的名称	字符型	an..200		必选	
3	生产地址	SCDZ	producerAddress	境内疫苗生产企业药品生产许可证上的生产地址	字符型	an..200		必选	

序号	数据项名称	数据项短名	数据项英文名称	数据项说明	数据类型	表示格式	允许值	约束	备注
4	疫苗生产批号	YMSCPH	batch	一批产品的号码，用以检查产品生产的时间、质量及有效期等。一般在疫苗生产单位，将同一次投料、同一生产工艺所制得的产品作为同一批号，在疫苗的包装盒、瓶或说明书上注明	字符型	an..20		必选	
5	生产数量	SCSL	quantity	同一生产批号的疫苗最小销售包装总数量	整数型	n..10		必选	最小销售包装是指最小赋码单元
6	疫苗生产日期	YMSCRQ	production Date	生物制品半成品配置日期即为生产日期	日期型	YYYY MMDD		必选	
7	疫苗状态	YMZT	vaccineSta tus	指在疫苗生产流通使用过程中，药品追溯码对应疫苗所处的状况	字符型	n2	参见附录A.2	必选	
8	国家药品标识码	GJYPBSM	CNDC	用于唯一标识特定于某种与药品（疫苗）上市许可持有人、生产企业、通用名、剂型、制剂规格和包装规格对应药品（疫苗）的唯一性代码。由疫苗上市许可持有人、生产企业等向疫苗追溯协同服务平台备案包装规格相关信息后产生	字符型	an..20		必选	
9	药品通用名称	YPTYMC	CADN	国家药品标准或者国家药典委员会《中国药品通用名称》或其增补本收载的药品通用名称，或根据《中国药品通用名称命名原则》命名的新的药品/疫苗的名称	字符型	an..100		必选	

序号	数据项名称	数据项短名	数据项英文名称	数据项说明	数据类型	表示格式	允许值	约束	备注
10	剂型	JX	dosageForm	根据药物的性质、用药目的及给药途径，将原料药加工制成适宜的形式	字符型	an..20		必选	
11	制剂规格	ZJGG	strength	每支、每片或其他每一单位制剂中含有主药（或效价）的重量或含量或装量。生物制品应标明每支（瓶）有效成分的效价（或含量及效价）及装量（或冻干制剂的复溶后体积）	字符型	an..100		必选	
12	包装规格	BZGG	pkgSpec	药品说明书上标识的单位包装内药品的重量、数量或装量	字符型	an..100		必选	
13	包装转换比	BZZHB	pkgCRatio	最小销售包装单元所含制剂单位的数量	浮点型	n..9		可选	
14	包装转换比单位	BZZHBDW	unitOfPCR	包装转换比的单位	字符型	an..20		可选	
15	药品批准文号	YPPZWH	approvalNo	药品监管部门审核批准药品生产企业生产某一药品的专有编号	字符型	an..50		必选	
16	疫苗有效期截止日期	YMYXQJZRQ	expirationDate	疫苗有效期的截止日期	日期型	YYYYMMDD		必选	
17	药品追溯码	YPZSM	DTC	用于唯一标识药品各级销售包装单元的代码，见NMPAB/T 1001第3.3	字符型	an..200		必选	
18	上一级包装药品追溯码	SYJBZYPZSM	parentDTC	大一级包装上的药品追溯码	字符型	an..200		条件必选	当存在上一级包装时必选
19	包装层级	BZCJ	pkgLevel	药品追溯码所处包装层级描述	字符型	an..200		必选	
20	包含最小销售包装单元数量	BHZXXSBZDYSL	inboxQuantity	当前药品追溯码中包含的最小销售包装单元药品追溯码的数量	整数型	n..8		必选	

6.3.2 进口信息数据子集进口信息数据子集见表16。

表16 进口信息数据子集

序号	数据项名称	数据项短名	数据项英文名称	数据项说明	数据类型	表示格式	允许值	约束	备注
1	统一社会信用代码（进口疫苗代理企业）	TYSHXYDMJKYMDLQY	importerUSCID	进口疫苗代理企业的统一社会信用代码	字符型	an..18		必选	没有统一社会信用代码时使用组织机构代码
2	进口疫苗代理企业名称	JKYMDLQYMC	importerName	进口疫苗代理企业营业执照上的"名称"	字符型	an..200		必选	
3	公司名称（中文）	GSMCZW	enterpriseNameCN	进口药品批件上的中文"公司名称"	字符型	an..200		必选	
4	公司名称（英文）	GSMCYW	enterpriseNameEN	进口药品批件上的英文"公司名称"	字符型	an..200		必选	
5	生产厂名称（中文）	SCCMCZW	producerNameCN	进口药品批件上的中文生产厂名称	字符型	an..200		必选	
6	生产厂名称（英文）	SCCMCYW	producerNameEN	进口药品批件上的英文生产厂名称	字符型	an..200		必选	
7	统一社会信用代码（分包装厂）	TYSHXYDMFBZC	pkgUSCID	进口疫苗国内分包装厂的统一社会信用代码	字符型	an..18		条件必选	国内分包装必选；没有统一社会信用代码时使用组织机构代码
8	分包装厂名称	FBZCMC	pkgName	进口药品批件上的包装厂名称	字符型	an..200		条件必选	国内分包装必选
9	进口数量	JKSL	quantity	同批号进口的疫苗最小销售包装总数量	整数型	n..10		必选	
10	疫苗状态	YMZT	vaccineStatus	指在疫苗生产流通使用过程中，药品追溯码对应疫苗所处的状况	字符型	n2	参见附录A.2	必选	
11	国家药品标识码	GJYPBSM	CNDC	用于唯一标识特定于某种与药品（疫苗）上市许可持有人、生产企业、通用名、剂型、制剂规格和包装规格对应药品（疫苗）的唯一性代码。由疫苗上市许可持有人、生产企业等向疫苗追溯协同服务平台备案包装规格相关信息后产生	字符型	an..20		必选	

序号	数据项名称	数据项短名	数据项英文名称	数据项说明	数据类型	表示格式	允许值	约束	备注
12	药品通用名称	YPTYMC	CADN	国家药品标准或者国家药典委员会《中国药品通用名称》或其增补本收载的药品通用名称，或根据《中国药品通用名称命名原则》命名的新的药品/疫苗的名称	字符型	an..100		必选	
13	剂型	JX	dosageForm	根据药物的性质、用药目的及给药途径，将原料药加工制成适宜的形式	字符型	an..20		必选	
14	制剂规格	ZJGG	strength	每支、每片或其他每一单位制剂中含有主药（或效价）的重量或含量或装量。生物制品应标明每支（瓶）有效成分的效价（或含量及效价）及装量（或冻干制剂的复溶后体积）	字符型	an..100		必选	
15	包装规格	BZGG	pkgSpec	药品说明书上标识的单位包装内药品的重量、数量或装量	字符型	an..100		必选	
16	包装转换比	BZZHB	pkgCRatio	最小销售包装单元所含制剂单位的数量	浮点型	n..9		可选	
17	包装转换比单位	BZZHBDW	unitOfPCR	包装转换比的单位	字符型	an..20		可选	
18	疫苗生产批号	YMSCPH	batch	一批产品的号码，用以检查产品生产的时间、质量及有效期等。一般在疫苗生产单位，将同一次投料、同一生产工艺所制得的产品作为同一批号，在疫苗的包装盒、瓶或说明书上注明	字符型	an..20		必选	
19	疫苗生产日期	YMSCRQ	production Date	生物制品半成品配置日期即为生产日期	日期型	YYYY MMDD		必选	
20	疫苗有效期截止日期	YMYXQJZ RQ	expiration Date	疫苗有效期的截止日期	日期型	YYYY MMDD		必选	
21	进口药品注册证号	JKYPZCZH	registeration No	进口药品注册证上的注册证号	字符型	an..50		必选	

序号	数据项名称	数据项短名	数据项英文名称	数据项说明	数据类型	表示格式	允许值	约束	备注
22	进口药品注册证有效期	JKYPZCZYXQ	approvalValidityPeriod	进口药品注册证的有效期截止日期	日期型	YYYYMMDD		必选	
23	进口药品批件号	JKYPPJH	impApprovalNo	进口药品批件上标示的编号	字符型	an..50		条件必选	存在时必选
24	进口药品批件有效期	JKYPPJYXQ	impApprovalValidityPeriod	进口药品批件上的有效期	日期型	YYYYMMDD		条件必选	存在时必选
25	药品批准文号	YPPZWH	approvalNo	进口疫苗国内分包装时取得的药品批准文号	字符型	an..50		条件必选	国内分装必选
26	药品批准文号有效期	YPPZWHYXQ	approvalValidityPeriod	药品批准文号的有效期截止日期	日期型	YYYYMMDD		条件必选	国内分包装必选
27	药品追溯码	YPZSM	DTC	用于唯一标识药品各级销售包装单元的代码,见NMPAB/T 1001第3.3	字符型	an..200		必选	
28	上一级包装药品追溯码	SYJBZYPZSM	parentDTC	大一级包装上的药品追溯码	字符型	an..200		条件必选	当存在上一级包装时必选
29	包装层级	BZCJ	pkgLevel	药品追溯码所处包装层级描述	字符型	an..200		必选	
30	包含最小销售包装单元数量	BHZXXSBZDYSL	inboxQuantity	当前药品追溯码中包含的最小销售包装单元药品追溯码的数量	整数型	n..8		必选	

6.3.3 生产企业自检信息数据子集

生产企业自检信息数据子集见表17。

表17 生产企业自检信息数据子集

序号	数据项名称	数据项短名	数据项英文名称	数据项说明	数据类型	表示格式	允许值	约束	备注
1	疫苗检验报告书编号	YMJYBGSBH	reportID	疫苗检验报告书上标示的编号	字符型	an..50		可选	
2	疫苗检验日期	YMJYRQ	inspectDate	疫苗检验发生的日期	日期型	YYYYMMDD		可选	
3	疫苗检验报告扫描件	YMJYBGSMJ	inspectResult	疫苗检验报告的扫描件	二进制			必选	宜采用PDF格式
4	疫苗状态	YMZT	vaccineStatus	指在疫苗生产流通使用过程中,药品追溯码对应疫苗所处的状况	字符型	n2	参见附录A.2	必选	

序号	数据项名称	数据项短名	数据项英文名称	数据项说明	数据类型	表示格式	允许值	约束	备注
5	国家药品标识码	GJYPBSM	CNDC	用于唯一标识特定于某种与药品（疫苗）上市许可持有人、生产企业、通用名、剂型、制剂规格和包装规格对应药品（疫苗）的唯一性代码。由疫苗上市许可持有人、生产企业等向疫苗追溯协同服务平台备案包装规格相关信息后产生	字符型	an..20		必选	
6	疫苗生产批号	YMSCPH	Batch	一批产品的号码，用以检查产品生产的时间、质量及有效期等。一般在疫苗生产单位，将同一次投料、同一生产工艺所制得的产品作为同一批号，在疫苗的包装盒、瓶或说明书上注明	字符型	an..20		必选	
7	药品通用名称	YPTYMC	CADN	国家药品标准或者国家药典委员会《中国药品通用名称》或其增补本收载的药品通用名称，或根据《中国药品通用名称命名原则》命名的新的药品/疫苗的名称	字符型	an..100		必选	
8	剂型	JX	dosageForm	根据药物的性质、用药目的及给药途径，将原料药加工制成适宜的形式	字符型	an..20		必选	

序号	数据项名称	数据项短名	数据项英文名称	数据项说明	数据类型	表示格式	允许值	约束	备注
9	制剂规格	ZJGG	strength	每支、每片或其他每一单位制剂中含有主药（或效价）的重量或含量或装量。生物制品应标明每支（瓶）有效成分的效价（或含量及效价）及装量（或冻干制剂的复溶后体积）	字符型	an..100		必选	
10	包装规格	BZGG	pkgSpec	药品说明书上标识的单位包装内药品的重量、数量或装量	字符型	an..100		必选	
11	包装转换比	BZZHB	pkgCRatio	最小销售包装单元所含制剂单位的数量	浮点型	n..9		可选	
12	包装转换比单位	BZZHBDW	unitOfPCR	包装转换比的单位	字符型	an..20		可选	
13	疫苗生产日期	YMSCRQ	productionDate	生物制品半成品配置日期即为生产日期	日期型	YYYYMMDD		必选	
14	疫苗有效期截止日期	YMYXQJZRQ	expirationDate	疫苗有效期的截止日期	日期型	YYYYMMDD		必选	
15	统一社会信用代码（生产企业）	TYSHXYDMSCQY	producerUSCID	国产和国内分包装疫苗的境内疫苗生产企业的统一社会信用代码	字符型	an..18		必选	没有统一社会信用代码时使用组织机构代码
16	生产企业名称	SCQYMC	producerName	境内疫苗生产企业营业执照上的名称	字符型	an..200		必选	
17	药品批准文号	YPPZWH	approvalNo	药品监管部门审核批准药品生产企业生产某一药品的专有编号。	字符型	an..50		必选	

6.3.4 批签发信息数据子集

批签发信息数据子集见表18。

表18 批签发信息数据子集

序号	数据项名称	数据项短名	数据项英文名称	数据项说明	数据类型	表示格式	允许值	约束	备注
1	批签发证号（中）	PQFZHZ	BRQCN	生物制品批签发合格证上的中文证书编号	字符型	an..50		必选	
2	批签发证号（英）	PQFZHY	BRQEN	生物制品批签发合格证上的英文证书编号	字符型	an..50		必选	
3	签发量	QFL	BRQuantity	获得批签发的数量	整数型	n..8		必选	
4	签发日期	QFRQ	BRDate	批签审核日期	日期型	YYYYMMDD		必选	
5	生物制品批签发合格证扫描件	SWZPPQFHGZSMJ	scanOfCertificate	生物制品批签发合格证的扫描件	二进制			可选	宜采用PDF格式
6	疫苗状态	YMZT	vaccineStatus	指在疫苗生产流通使用过程中，药品追溯码对应疫苗所处的状况	字符型	n2	参见附录A.2	必选	
7	国家药品标识码	GJYPBSM	CNDC	用于唯一标识特定于某种与药品（疫苗）上市许可持有人、生产企业、通用名、剂型、制剂规格和包装规格对应药品（疫苗）的唯一性代码。由疫苗上市许可持有人、生产企业等向疫苗追溯协同服务平台备案包装规格相关信息后产生	字符型	an..20		必选	
8	疫苗生产批号	YMSCPH	Batch	一批产品的号码，用以检查产品生产的时间、质量及有效期等。一般在疫苗生产单位，将同一次投料、同一生产工艺所制得的产品作为同一批号，在疫苗的包装盒、瓶或说明书上注明	字符型	an..20		必选	
9	药品通用名称	YPTYMC	CADN	国家药品标准或者国家药典委员会《中国药品通用名称》或其增补本收载的药品通用名称，或根据《中国药品通用名称命名原则》命名的新的药品/疫苗的名称	字符型	an..100		必选	

序号	数据项名称	数据项短名	数据项英文名称	数据项说明	数据类型	表示格式	允许值	约束	备注
10	剂型	JX	dosageForm	根据药物的性质、用药目的及给药途径，将原料药加工制成适宜的形式	字符型	an..20		必选	
11	制剂规格	ZJGG	strength	每支、每片或其他每一单位制剂中含有主药（或效价）的重量或含量或装量。生物制品应标明每支（瓶）有效成分的效价（或含量及效价）及装量（或冻干制剂的复溶后体积）	字符型	an..100		必选	
12	包装规格	BZGG	pkgSpec	药品说明书上标识的单位包装内药品的重量、数量或装量	字符型	an..100		必选	
13	包装转换比	BZZHB	pkgCRatio	最小销售包装单元所含制剂单位的数量	浮点型	n..9		可选	
14	包装转换比单位	BZZHBDW	unitOfPCR	包装转换比的单位	字符型	an..20		可选	
15	疫苗生产日期	YMSCRQ	productionDate	生物制品半成品配置日期即为生产日期	日期型	YYYYMMDD		必选	
16	疫苗有效期截止日期	YMYXQJZRQ	expirationDate	疫苗有效期的截止日期	日期型	YYYYMMDD		必选	
17	生产企业名称	SCQYMC	producerName	境内疫苗生产企业营业执照上的名称	字符型	an..200		条件必选	国产和国内分包装疫苗必选；
18	统一社会信用代码（生产企业）	TYSHXYDMSCQY	producerUSCID	国产和国内分包装疫苗的境内疫苗生产企业的统一社会信用代码	字符型	an..18		条件必选	国产和国内分包装疫苗必选；没有统一社会信用代码时使用组织机构代码
19	进口疫苗代理企业名称	JKYMDLQYMC	importerName	进口疫苗代理企业营业执照上的名称	字符型	an..200		条件必选	进口疫苗必选
20	统一社会信用代码（进口疫苗代理企业）	TYSHXYDMJKYMDLQY	importerUSCID	进口疫苗代理企业的统一社会信用代码	字符型	an..18		条件必选	进口疫苗必选；没有统一社会信用代码时使用组织机构代码

序号	数据项名称	数据项短名	数据项英文名称	数据项说明	数据类型	表示格式	允许值	约束	备注
21	公司名称（中文）	GSMCZW	enterprise NameCN	进口药品批件上的中文"公司名称"	字符型	an..200		条件必选	进口疫苗必选
22	公司名称（英文）	GSMCYW	enterprise NameEN	进口药品批件上的英文公司名称	字符型	an..200		条件必选	进口疫苗必选
23	生产厂名称（中文）	SCCMCZW	producer NameCN	进口药品批件上的中文生产厂名称	字符型	an..200		条件必选	进口疫苗必选
24	生产厂名称（英文）	SCCMCYW	producer NameEN	进口药品批件上的英文生产厂名称	字符型	an..200		条件必选	进口疫苗必选
25	药品批准文号	YPPZWH	approvalNo	药品监管部门审核批准药品生产企业生产某一药品的专有编号	字符型	an..50		条件必选	国产及国内分包装疫苗必选
26	进口药品注册证号	JKYPZCZH	registeration No	进口药品注册证书上标示的编号	字符型	an..50		条件必选	进口疫苗必选
27	进口药品批件号	JKYPPJH	impApprov alNo	进口药品批件上标示的编号	字符型	an..50		条件必选	进口疫苗存在时必选

6.3.5 发货单信息数据子集

发货单样例参见附录B.1，发货单信息数据子集见表19。

表19 发货单信息数据子集

序号	数据项名称	数据项短名	数据项英文名称	数据项说明	数据类型	表示格式	允许值	约束	备注
1	发货单编号	FHDBH	DeliveryOrd erNo	发货单上的唯一编号	字符型	an..50		必选	
2	订货单编号	DHDBH	PurchaseOrd erNo	订货单上的唯一编号	字符型	an..50		可选	
3	发货机构名称	FHJGMC	stockOutOrg anizationNa me	发货机构的中文名称	字符型	an..200		必选	
4	统一社会信用代码（发货机构）	TYSHXYDMFHJG	stockOutUS CID	发货机构的统一社会信用代码	字符型	an..18		条件必选	发货机构是企业和疾控机构时使用统一社会信用代码，没有统一社会信用代码使用组织机构代码；发货机构是接种单位时使用接种单位编码
5	接种单位编码（发货机构）	JZDWBMFHJG	stockOutIm munization SiteCode	发货机构的接种单位编码	字符型	an..18		条件必选	
6	发货地址	FHDZ	stockOutAdd ress	发货单上的发货地址	字符型	an..200		必选	

序号	数据项名称	数据项短名	数据项英文名称	数据项说明	数据类型	表示格式	允许值	约束	备注
7	发货类型	FHLX	stockOutType	发货类型对应的代码	字符型	n2	参见附录A.5	必选	
8	发货时间	FHSJ	stockOutDate	疫苗离开发货单位的时间	日期时间型	YYYYMMDDThhmm		必选	
9	收货机构名称	SHJGMC	stockInOrganizationName	收货机构名称	字符型	an..200		必选	
10	统一社会信用代码（收货机构）	TYSHXYDMSHJG	stockInUSCID	收货单位的统一社会代码	字符型	an..18		条件必选	收货机构是企业和疾控机构时使用统一社会信用代码，没有统一社会信用代码使用组织机构代码；收货机构是接种单位时使用接种单位编码
11	接种单位编码（收货机构）	JZDWBMSHJG	stockInImmunizationSiteCode	收货单位的接种单位编码	字符型	an..18		条件必选	
12	收货地址	SHDZ	stockInAddress	发货单上的收货地址	字符型	an..200		必选	
13	疫苗配送单位名称	YMPSDWMC	distributionName	疫苗配送单位的名称	字符型	an..200		必选	
14	统一社会信用代码（疫苗配送单位）	TYSHXYDMYMPSDW	distributionUSCID	疫苗配送单位的统一社会信用代码	字符型	an..18		条件必选	没有统一社会信用代码使用组织机构代码
15	单据验证状态	DJYZZT	billStatus	单据验证状态代码	字符型	n.1	0：未验证；1：验证通过；2：验证未通过	必选	收货方反馈的货物与单据是否一致的状态
16	单据验证日期	DJYZRQ	billStatusCheckDate	单据验证状态验证日期	日期型	YYYYMMDD		必选	
17	单据验证未通过原因	DJYZWTGYY	reasonsForFailure	单据验证失败的原因	字符型	an..200		条件必选	单据验证状态为2时必选
18	疫苗状态	YMZT	vaccineStatus	指在疫苗生产流通使用过程中，药品追溯码对应疫苗所处的状况	字符型	n2	参见附录A.2	必选	

序号	数据项名称	数据项短名	数据项英文名称	数据项说明	数据类型	表示格式	允许值	约束	备注
19	国家药品标识码	GJYPBSM	CNDC	用于唯一标识特定于某种与药品（疫苗）上市许可持有人、生产企业、通用名、剂型、制剂规格和包装规格对应药品（疫苗）的唯一性代码。由疫苗上市许可持有人、生产企业等向疫苗追溯协同服务平台备案包装规格相关信息后产生	字符型	an..20		必选	
20	疫苗生产批号	YMSCPH	batch	一批产品的号码，用以检查产品生产的时间、质量及有效期等。一般在疫苗生产单位，将同一次投料、同一生产工艺所制得的产品作为同一批号，在疫苗的包装盒、瓶或说明书上注明	字符型	an..20		必选	
21	发货数量	FHSL	stockOutQuantity	发货的最小销售包装单元数量	整数型	n..10		必选	
22	药品通用名称	YPTYMC	CADN	国家药品标准或者国家药典委员会《中国药品通用名称》或其增补本收载的药品通用名称，或根据《中国药品通用名称命名原则》命名的新的药品/疫苗的名称	字符型	an..100		必选	
23	剂型	JX	dosageForm	根据药物的性质、用药目的及给药途径，将原料药加工制成适宜的形式	字符型	n4	参见附录A.1	必选	

序号	数据项名称	数据项短名	数据项英文名称	数据项说明	数据类型	表示格式	允许值	约束	备注
24	制剂规格	ZJGG	strength	每支、每片或其他每一单位制剂中含有主药（或效价）的重量或含量或装量。生物制品应标明每支（瓶）有效成分的效价（或含量及效价）及装量（或冻干制剂的复溶后体积）	字符型	an..100		必选	
25	包装规格	BZGG	pkgSpec	药品说明书上标识的单位包装内药品的重量、数量或装量	字符型	an..100		必选	
26	包装转换比	BZZHB	pkgCRatio	最小销售包装单元所含制剂单位的数量	浮点型	n..9		可选	
27	包装转换比单位	BZZHBDW	unitOfPCR	包装转换比的单位	字符型	an..20		可选	
28	疫苗生产日期	YMSCRQ	productionDate	生物制品半成品配置日期即为生产日期	日期型	YYYYMMDD		必选	
29	疫苗有效期截止日期	YMYXQJZRQ	expirationDate	疫苗有效期的截止日期	日期型	YYYYMMDD		必选	
30	生产企业名称	SCQYMC	producerName	境内疫苗生产企业营业执照上的名称	字符型	an..200		条件必选	国产和国内分装疫苗必选
31	统一社会信用代码（生产企业）	TYSHXYDMSCQY	producerUSCID	国产和国内分装疫苗的境内疫苗生产企业的统一社会信用代码	字符型	an..18		条件必选	国产和国内分包装疫苗必选；没有统一社会信用代码时使用组织机构代码
32	进口疫苗代理企业名称	JKYMDLQYMC	importerName	进口疫苗代理企业营业执照上的名称	字符型	an..200		条件必选	进口疫苗必选
33	统一社会信用代码（进口疫苗代理企业）	TYSHXYDMJKYMDLQY	importerUSCID	进口疫苗代理企业的统一社会信用代码	字符型	an..18		条件必选	进口疫苗必选；没有统一社会信用代码时使用组织机构代码

序号	数据项名称	数据项短名	数据项英文名称	数据项说明	数据类型	表示格式	允许值	约束	备注
34	公司名称（中文）	GSMCZW	enterpriseNameCN	进口药品批件上的中文公司名称	字符型	an..200		条件必选	进口疫苗必选
35	公司名称（英文）	GSMCYW	enterpriseNameEN	进口药品批件上的英文公司名称	字符型	an..200		条件必选	进口疫苗必选
36	生产厂名称（中文）	SCCMCZW	producerNameCN	进口药品批件上的中文生产厂名称	字符型	an..200		条件必选	进口疫苗必选
37	生产厂名称（英文）	SCCMCYW	producerNameEN	进口药品批件上的英文生产厂名称	字符型	an..200		条件必选	进口疫苗必选
38	药品批准文号	YPPZWH	approvalNo	药品监管部门审核批准药品生产企业生产某一药品的专有编号	字符型	an..50		条件必选	国产及国内分包装疫苗必选
39	进口药品注册证号	JKYPZCZH	registerationNo	进口药品注册证书上标示的编号	字符型	an..50		条件必选	进口疫苗必选
40	进口药品批件号	JKYPPJH	impApprovalNo	进口药品批件上标示的编号	字符型	an..50		条件必选	进口疫苗存在时必选
41	药品追溯码	YPZSM	DTC	用于唯一标识药品各级销售包装单元的代码，见NMPAB/T 1001第3.3	字符型	an..200		必选	
42	上一级包装药品追溯码	SYJBZYPZSM	parentDTC	大一级包装上的药品追溯码	字符型	an..200		条件必选	当存在上一级包装时必选
43	包装层级	BZCJ	pkgLevel	药品追溯码所处包装层级描述	字符型	an..200		必选	

6.3.6 收货单信息数据子集

收货单样例参见附录B.2，收货单信息数据子集见表20。

表20 收货单信息数据子集

序号	数据项名称	数据项短名	数据项英文名称	数据项说明	数据类型	表示格式	允许值	约束	备注
1	收货单编号	SHDBH	receiptNo	收货单上的唯一编号	字符型	an..50		必选	
2	发货单编号	FHDBH	DeliveryOrderNo	发货单上的唯一编号	字符型	an..50		可选	
3	订货单编号	CGDBH	PurchaseOrderNo	订货单上的唯一编号	字符型	an..50		可选	

序号	数据项名称	数据项短名	数据项英文名称	数据项说明	数据类型	表示格式	允许值	约束	备注
4	发货机构名称	FHJGMC	stockOutOrganizationName	发货机构的中文名称	字符型	an..200		必选	
5	统一社会信用代码（发货机构）	TYSHXYDMFHJG	stockOutUSCID	发货机构的统一社会信用代码	字符型	an..18		条件必选	发货机构是企业和疾控机构时使用统一社会信用代码，没有统一社会信用代码使用组织机构代码；发货机构是接种单位时使用接种单位编码
6	接种单位编码（发货机构）	JZDWBMFHJG	stockOutImmunizationSiteCode	发货机构的接种单位编码	字符型	an..18		条件必选	
7	发货地址	FHDZ	stockOutAddress	收货单上的发货地址	字符型	an..200		必选	
8	收货机构名称	SHJGMC	stockInOrganizationName	收货机构名称	字符型	an..200		必选	
9	统一社会信用代码（收货机构）	TYSHXYDMSHJG	stockInUSCID	收货单位的统一社会代码	字符型	an..18		条件必选	收货机构是企业和疾控机构时使用统一社会信用代码，没有统一社会信用代码使用组织机构代码；收货机构是接种单位时使用接种单位编码
10	接种单位编码（收货机构）	JZDWBMSHJG	stockInImmunizationSiteCode	收货单位的接种单位编码	字符型	an..18		条件必选	
11	收货地址	SHDZ	stockInAddress	实际收货位置的地址	字符型	an..200		必选	
12	收货类型	SHLX	stockOutType	收货类型对应的代码	字符型	n2	参见附录A.6	必选	
13	收货时间	SHSJ	stockOutDate	疫苗到达收货单位的时间	日期时间型	YYYYMMDDThhmm		必选	
14	单据验证状态	DJYZZT	billStatus	单据验证状态代码	字符型	n.1	0: 未验证；1: 通过验证；2: 未通过验证	必选	货物与单据是否一致的状态
15	单据验证日期	DJYZRQ	billStatusCheckDate	单据验证状态验证日期	日期型	YYYYMMDD		必选	

序号	数据项名称	数据项短名	数据项英文名称	数据项说明	数据类型	表示格式	允许值	约束	备注
16	单据验证未通过原因	DJYZWTGYY	reasonsForFailure	单据验证失败的原因	字符型	an..200		条件必选	单据验证状态为2时必选
17	疫苗状态	YMZT	vaccineStatus	指在疫苗生产流通使用过程中，药品追溯码对应疫苗所处的状况	字符型	n2	参见附录A.2	必选	
18	国家药品标识码	GJYPBSM	CNDC	用于唯一标识特定于某种与药品（疫苗）上市许可持有人、生产企业、通用名、剂型、制剂规格和包装规格对应药品（疫苗）的唯一性代码。由疫苗上市许可持有人、生产企业等向疫苗追溯协同服务平台备案包装规格相关信息后产生	字符型	an..20		必选	
19	疫苗生产批号	YMSCPH	batch	一批产品的号码，用以检查产品生产的时间、质量及有效期等。一般在疫苗生产单位，将同一次投料、同一生产工艺所制得的产品作为同一批号，在疫苗的包装盒、瓶或说明书上注明	字符型	an..20		必选	
20	应收货数量	YSHSL	receivableQuantity	应收货的最小销售包装单元数量	整数型	n..10		必选	
21	收货数量	SHSL	stockInQuantity	实际收货的最小销售包装单元数量	整数型	n..10		必选	

序号	数据项名称	数据项短名	数据项英文名称	数据项说明	数据类型	表示格式	允许值	约束	备注
22	药品通用名称	YPTYMC	CADN	国家药品标准或者国家药典委员会《中国药品通用名称》或其增补本收载的药品通用名称，或根据《中国药品通用名称命名原则》命名的新的药品/疫苗的名称	字符型	an..100		必选	
23	剂型	JX	dosageForm	根据药物的性质、用药目的及给药途径，将原料药加工制成适宜的形式	字符型	n4	参见附录A.1	必选	
24	制剂规格	ZJGG	strength	每支、每片或其他每一单位制剂中含有主药（或效价）的重量或含量或装量。生物制品应标明每支（瓶）有效成分的效价（或含量及效价）及装量（或冻干制剂的复溶后体积）	字符型	an..100		必选	
25	包装规格	BZGG	pkgSpec	药品说明书上标识的单位包装内药品的重量、数量或装量	字符型	an..100		必选	
26	包装转换比	BZZHB	pkgCRatio	最小销售包装单元所含制剂单位的数量	浮点型	n..9		可选	
27	包装转换比单位	BZZHBDW	unitOfPCR	包装转换比的单位	字符型	an..20		可选	
28	疫苗生产日期	YMSCRQ	productionDate	生物制品半成品配置日期即为生产日期	日期型	YYYYMMDD		必选	
29	疫苗有效期截止日期	YMYXQJZRQ	expirationte	疫苗有效期的截止日期	日期型	YYYYMMDD		必选	
30	生产企业名称	SCQYMC	producerName	境内疫苗生产企业营业执照上的名称	字符型	an..200		条件必选	国产和国内分包装疫苗必选

序号	数据项名称	数据项短名	数据项英文名称	数据项说明	数据类型	表示格式	允许值	约束	备注
31	统一社会信用代码（生产企业）	TYSHXYDMSCQY	producerUSCID	国产和国内分包装疫苗的境内疫苗生产企业的统一社会信用代码	字符型	an..18		条件必选	国产和国内分包装疫苗必选；没有统一社会信用代码时使用组织机构代码
32	进口疫苗代理企业名称	JKYMDLQYMC	importerName	进口疫苗代理企业营业执照上的名称	字符型	an..200		条件必选	进口疫苗必选
33	统一社会信用代码（进口疫苗代理企业）	TYSHXYDMJKYMDLQY	importerUSCID	进口疫苗代理企业的统一社会信用代码	字符型	an..18		条件必选	进口疫苗必选；没有统一社会信用代码时使用组织机构代码
34	公司名称（中文）	GSMCZW	enterpriseNameCN	进口药品批件上的中文公司名称	字符型	an..200		条件必选	进口疫苗必选
35	公司名称（英文）	GSMCYW	enterpriseNameEN	进口药品批件上的英文公司名称	字符型	an..200		条件必选	进口疫苗必选
36	生产厂名称（中文）	SCCMCZW	producerNameCN	进口药品批件上的中文生产厂名称	字符型	an..200		条件必选	进口疫苗必选
37	生产厂名称（英文）	SCCMCYW	producerNameEN	进口药品批件上的英文生产厂名称	字符型	an..200		条件必选	进口疫苗必选
38	药品批准文号	YPPZWH	approvalNo	药品监管部门审核批准药品生产企业生产某一药品的专有编号。	字符型	an..50		条件必选	国产及国内分包装疫苗必选
39	进口药品注册证号	JKYPZCZH	registrationNo	进口药品注册证书上标示的编号	字符型	an..50		条件必选	进口疫苗必选
40	进口药品批件号	JKYPPJH	impApprovalNo	进口药品批件上标示的编号	字符型	an..50		条件必选	进口疫苗存在时必选
41	药品追溯码	YPZSM	DTC	用于唯一标识药品各级销售包装单元的代码，见NMPAB/T 1001第3.3	字符型	an..200		必选	
42	上一级包装药品追溯码	SYJBZYPZSM	parentDTC	大一级包装上的药品追溯码	字符型	an..200		条件必选	当存在上一级包装时必选

序号	数据项名称	数据项短名	数据项英文名称	数据项说明	数据类型	表示格式	允许值	约束	备注
43	包装层级	BZCJ	pkgLevel	药品追溯码所处包装层级描述	字符型	an..200		必选	
44	追溯码验证状态	ZSMYZZT	codeStatus	当前追溯码的验证状态	字符型	n.1	0:未通过验证;1:已通过验证	必选	判断收到药品追溯码与发货单上是否一致

6.3.7 使用信息数据子集

使用信息数据子集见表21。

表21 使用信息数据子集

序号	数据项名称	数据项短名	数据项英文名称	数据项说明	数据类型	表示格式	允许值	约束	备注
1	接种单位名称	JZDWMC	immunizationSiteName	接种单位的中文名称	字符型	an..200		必选	
2	接种单位编码	JZDWBM	immunizationSiteCode	由中国疾病预防控制中心编制和分配的用于唯一标识接种单位的代码	字符型	an..18		必选	
3	统一社会信用代码（接种单位）	TYSHXYDMJZDW	immunizationSiteUSCID	接种单位的统一社会信用代码	字符型	an..18		可选	
4	使用时间	SYSJ	useTime	疫苗实际使用时间	日期时间型	YYYYMMDDThhmm		必选	
5	预防接种档案编号	YFJZDABH	immunizationCardNo	接种者的预防接种档案编号，该编号是由中国疾病预防控制中心编制和赋予受种者预防接种卡的顺序号	字符型	an..18		条件必选	存在时必选
6	疫苗状态	YMZT	vaccineStatus	指在疫苗生产流通使用过程中，药品追溯码对应疫苗所处的状况	字符型	n2	参见附录A.2	必选	

序号	数据项名称	数据项短名	数据项英文名称	数据项说明	数据类型	表示格式	允许值	约束	备注
7	国家药品标识码	GJYPBSM	CNDC	用于唯一标识特定于某种与药品（疫苗）上市许可持有人、生产企业、通用名、剂型、制剂规格和包装规格对应药品（疫苗）的唯一性代码。由疫苗上市许可持有人、生产企业等向疫苗追溯协同服务平台备案包装规格相关信息后产生	字符型	an..20		必选	
8	疫苗生产批号	YMSCPH	batch	一批产品的号码，用以检查产品生产的时间、质量及有效期等。一般在疫苗生产单位，将同一次投料、同一生产工艺所制得的产品作为同一批号，在疫苗的包装盒、瓶或说明书上注明	字符型	an..20		必选	
9	药品通用名称	YPTYMC	CADN	国家药品标准或者国家药典委员会《中国药品通用名称》或其增补本收载的药品通用名称，或根据《中国药品通用名称命名原则》命名的新的药品/疫苗的名称	字符型	an..100		必选	
10	剂型	JX	dosageForm	根据药物的性质、用药目的及给药途径，将原料药加工制成适宜的形式	字符型	n4	参见附录A.1	必选	

序号	数据项名称	数据项短名	数据项英文名称	数据项说明	数据类型	表示格式	允许值	约束	备注
11	制剂规格	ZJGG	strength	每支、每片或其他每一单位制剂中含有主药（或效价）的重量或含量或装量。生物制品应标明每支（瓶）有效成分的效价（或含量及效价）及装量（或冻干制剂的复溶后体积）	字符型	an..100		必选	
12	包装规格	BZGG	pkgSpec	药品说明书上标识的单位包装内药品的重量、数量或装量	字符型	an..100		必选	
13	包装转换比	BZZHB	pkgCRatio	最小销售包装单元所含制剂单位的数量	浮点型	n..9		可选	
14	包装转换比单位	BZZHBDW	unitOfPCR	包装转换比的单位	字符型	an..20		可选	
15	疫苗生产日期	YMSCRQ	productionDate	生物制品半成品配置日期即为生产日期	日期型	YYYYMMDD		必选	
16	疫苗有效期截止日期	YMYXQJZRQ	expirationDate	疫苗有效期的截止日期	日期型	YYYYMMDD		必选	
17	生产企业名称	SCQYMC	producerName	境内疫苗生产企业营业执照上的名称	字符型	an..200		条件必选	国产和国内分包装疫苗必选
18	统一社会信用代码（生产企业）	TYSHXYDMSCQY	producerUSCID	国产和国内分装疫苗的境内疫苗生产企业的统一社会信用代码	字符型	an..18		条件必选	国产和国内分包装疫苗必选；没有统一社会信用代码时使用组织机构代码
19	进口疫苗代理企业名称	JKYMDLQYMC	importerName	进口疫苗代理企业营业执照上的名称	字符型	an..200		条件必选	进口疫苗必选
20	统一社会信用代码（进口疫苗代理企业）	TYSHXYDMJKYMDLQY	importerUSCID	进口疫苗代理企业的统一社会信用代码	字符型	an..18		条件必选	进口疫苗必选；没有统一社会信用代码时使用组织机构代码

序号	数据项名称	数据项短名	数据项英文名称	数据项说明	数据类型	表示格式	允许值	约束	备注
21	公司名称（中文）	GSMCZW	enterpriseNameCN	进口药品批件上的中文公司名称	字符型	an..200		条件必选	进口疫苗必选
22	公司名称（英文）	GSMCYW	enterpriseNameEN	进口药品批件上的英文公司名称	字符型	an..200		条件必选	进口疫苗必选
23	生产厂名称（中文）	SCCMCZW	producerNameCN	进口药品批件上的中文生产厂名称	字符型	an..200		条件必选	进口疫苗必选
24	生产厂名称（英文）	SCCMCYW	producerNameEN	进口药品批件上的英文生产厂名称	字符型	an..200		条件必选	进口疫苗必选
25	药品批准文号	YPPZWH	approvalNo	药品监管部门审核批准药品生产企业生产某一药品的专有编号	字符型	an..50		条件必选	国产及国内分包装疫苗必选
26	进口药品注册证号	JKYPZCZH	registrationNo	进口药品注册证书上标示的编号	字符型	an..50		条件必选	进口疫苗必选
27	进口药品批件号	JKYPPJH	impApprovalNo	进口药品批件上标示的编号	字符型	an..50		条件必选	进口疫苗存在时必选
28	药品追溯码	YPZSM	DTC	用于唯一标识药品各级销售包装单元的代码，见NMPAB/T 1001第3.3	字符型	an..200		必选	

6.3.8 召回信息数据子集

召回信息数据子集见表22。

表22 召回信息数据子集

序号	数据项名称	数据项短名	数据项英文名称	数据项说明	数据类型	表示格式	允许值	约束	备注
1	召回机构名称	ZHJGMC	recallOrganization	召回机构的名称	字符型	200		必选	
2	统一社会信用代码（召回机构）	TYSHXYDMZHJG	recallOrganizationUSCID	疫苗召回机构的统一社会信用代码	字符型	an..18		必选	没有统一社会信用代码使用组织机构代码
3	开始统计时间	KSTJSJ	startTime	召回数量统计的开始时间点	日期时间型	YYYYMMDDThhmm		必选	
4	结束统计时间	JSTJSJ	endTime	召回数量统计的结束时间点	日期时间型	YYYYMMDDThhmm		必选	
5	召回数量	ZHSL	recalledQuantity	在统计时间段内召回的最小销售包装单元数量	整数型	n..10		必选	

序号	数据项名称	数据项短名	数据项英文名称	数据项说明	数据类型	表示格式	允许值	约束	备注
6	疫苗状态	YMZT	vaccineStatus	指在疫苗生产流通使用过程中，药品追溯码对应疫苗所处的状况	字符型	n2	参见附录A.2	必选	
7	国家药品标识码	GJYPBSM	CNDC	用于唯一标识特定于某种与药品（疫苗）上市许可持有人、生产企业、通用名、剂型、制剂规格和包装规格对应药品（疫苗）的唯一性代码。由疫苗上市许可持有人、生产企业等向疫苗追溯协同服务平台备案包装规格相关信息后产生	字符型	an..20		必选	
8	疫苗生产批号	YMSCPH	batch	一批产品的号码，用以检查产品生产的时间、质量及有效期等。一般在疫苗生产单位，将同一次投料、同一生产工艺所制得的产品作为同一批号，在疫苗的包装盒、瓶或说明书上注明	字符型	an..20		必选	
9	药品通用名称	YPTYMC	CADN	国家药品标准或者国家药典委员会《中国药品通用名称》或其增补本收载的药品通用名称，或根据《中国药品通用名称命名原则》命名的新的药品/疫苗的名称	字符型	an..100		必选	
10	剂型	JX	dosageForm	根据药物的性质、用药目的及给药途径，将原料药加工制成适宜的形式	字符型	n4	参见附录A.1	必选	

序号	数据项名称	数据项短名	数据项英文名称	数据项说明	数据类型	表示格式	允许值	约束	备注
11	制剂规格	ZJGG	strength	每支、每片或其他每一单位制剂中含有主药（或效价）的重量或含量或装量。生物制品应标明每支（瓶）有效成分的效价（或含量及效价）及装量（或冻干制剂的复溶后体积）	字符型	an..100		必选	
12	包装规格	BZGG	pkgSpec	药品说明书上标识的单位包装内药品的重量、数量或装量	字符型	an..100		必选	
13	包装转换比	BZZHB	pkgCRatio	最小销售包装单元所含制剂单位的数量	浮点型	n..9		可选	
14	包装转换比单位	BZZHBDW	unitOfPCR	包装转换比的单位	字符型	an..20		可选	
15	疫苗生产日期	YMSCRQ	productionDate	生物制品半成品配置日期即为生产日期	日期型	YYYYMMDD		必选	
16	疫苗有效期截止日期	YMYXQJZRQ	expirationDate	疫苗有效期的截止日期	日期型	YYYYMMDD		必选	
17	生产企业名称	SCQYMC	producerName	境内疫苗生产企业营业执照上的名称	字符型	an..200		条件必选	国产和国内分包装疫苗必选
18	统一社会信用代码（生产企业）	TYSHXYDMSCQY	producerUSCID	国产和国内分包装疫苗的境内疫苗生产企业的统一社会信用代码	字符型	an..18		条件必选	国产和国内分包装疫苗必选；没有统一社会信用代码时使用组织机构代码
19	进口疫苗代理企业名称	JKYMDLQYMC	importerName	进口疫苗代理企业营业执照上的名称	字符型	an..200		条件必选	进口疫苗必选
20	统一社会信用代码（进口疫苗代理企业）	TYSHXYDMJKYMDLQY	importerUSCID	进口疫苗代理企业的统一社会信用代码	字符型	an..18		条件必选	进口疫苗必选；没有统一社会信用代码时使用组织机构代码

序号	数据项名称	数据项短名	数据项英文名称	数据项说明	数据类型	表示格式	允许值	约束	备注
21	公司名称（中文）	GSMCZW	enterprise NameCN	进口药品批件上的中文公司名称	字符型	an..200		条件必选	进口疫苗必选
22	公司名称（英文）	GSMCYW	enterprise NameEN	进口药品批件上的英文公司名称	字符型	an..200		条件必选	进口疫苗必选
23	生产厂名称（中文）	SCCMCZW	producer NameCN	进口药品批件上的中文生产厂名称	字符型	an..200		条件必选	进口疫苗必选
24	生产厂名称（英文）	SCCMCYW	producer NameEN	进口药品批件上的英文生产厂名称	字符型	an..200		条件必选	进口疫苗必选
25	药品批准文号	YPPZWH	approval No	药品监管部门审核批准药品生产企业生产某一药品的专有编号	字符型	an..50		条件必选	国产及国内分包装疫苗必选
26	进口药品注册证号	JKYPZCZH	registerati onNo	进口药品注册证书上标示的编号	字符型	an..50		条件必选	进口疫苗必选
27	进口药品批件号	JKYPPJH	impApprov alNo	进口药品批件上标示的编号	字符型	an..50		条件必选	进口疫苗存在时必选
28	药品追溯码	YPZSM	DTC	用于唯一标识药品各级销售包装单元的代码，见NMPAB/T 1001第3.3	字符型	an..200		必选	

6.3.9 温度信息数据子集

温度信息数据子集规范了疫苗全生命周期中温度信息的采集，疫苗上市许可持有人及境内疫苗生产企业、疾病预防控制机构和接种单位应根据疫苗监管的业务需求，记录疫苗储存、运输等过程中的温度信息。温度信息数据子集见表23。

表23 温度信息数据子集

序号	数据项名称	数据项短名	数据项英文名称	数据项说明	数据类型	表示格式	允许值	约束	备注
1	药品追溯码	YPZSM	DTC	用于唯一标识药品各级销售包装单元的代码，见NMPAB/T 1001第3.3	字符型	an..200		必选	
2	温度采集位置描述	WDCJWZMS	location	描述采集温度的位置，包括储存位置、运输区段等	字符型	an..200		必选	

序号	数据项名称	数据项短名	数据项英文名称	数据项说明	数据类型	表示格式	允许值	约束	备注
3	温度	WD	tempValue	在流通过程中，存放药品的冷链设备在温度记录时间的温度，温度单位：摄氏度	浮点型	n.6		必选	
4	温度记录时间	WDJLSJ	recTime	温度数值记录的时间	日期时间型	YYYY MMDD Thhmm		必选	

6.3.10 消费者查询基本信息数据子集

消费者查询基本信息数据子集见表24。

表24 消费者查询基本信息数据子集

序号	数据项名称	数据项短名	数据项英文名称	数据项说明	数据类型	表示格式	允许值	约束	备注
1	药品追溯码	YPZSM	DTC	用于唯一标识药品各级销售包装单元的代码，见NMPAB/T 1001第3.3	字符型	an..200		必选	
2	疫苗上市许可持有人	YMSSXKCYR	MAHName	疫苗上市许可持有人的中文全称	字符型	an..200		必选	
3	疫苗生产日期	YMSCRQ	productionDate	生物制品半成品配置日期即为生产日期	日期型	YYYY MMDD		必选	
4	疫苗生产批号	YMSCPH	batch	一批产品的号码，用以检查产品生产的时间、质量及有效期等	字符型	an..20		必选	
5	疫苗有效期截止日期	YMYXQJZRQ	expirationDate	疫苗有效期的截止日期	日期型	YYYY MMDD		必选	
6	药品通用名称	YPTYMC	CADN	国家药品标准或者国家药典委员会《中国药品通用名称》或其增补本收载的药品通用名称，或根据《中国药品通用名称命名原则》命名的新的药品/疫苗的名称	字符型	an..100		必选	

序号	数据项名称	数据项短名	数据项英文名称	数据项说明	数据类型	表示格式	允许值	约束	备注
7	药品英文名称	YPYWMC	INNdrugName	用英文形式表示的药品通用名称，通常采用世界卫生组织编订的国际非专有名称	字符型	an..100		可选	
8	药品商品名称	YPSPMC	drugProductName	由疫苗生产企业自己确定，经药品监管部门核准使用的产品名称	字符型	an..100		可选	
9	剂型	JX	dosageForm	根据药物的性质、用药目的及给药途径，将原料药加工制成适宜的形式	字符型	n4	参见附录A.1	必选	
10	制剂规格	ZJGG	strength	每支、每片或其他每一单位制剂中含有主药（或效价）的重量或含量或装量。生物制品应标明每支（瓶）有效成分的效价（或含量及效价）及装量（或冻干制剂的复溶后体积）	字符型	an..100		必选	
11	包装规格	BZGG	pkgSpec	疫苗说明书上标识的单位包装内疫苗的重量、数量或装量	字符型	an..100		必选	
12	药品批准文号	YPPZWH	approvalNo	药品监管部门审核批准药品生产企业生产某一药品的专有编号	字符型	an..50		条件必选	国产及国内分包装药品必选
13	进口药品注册证号	JKYPZCZH	registrationNo	进口药品注册证书上标示的证号	字符型	an..50		条件必选	存在时必选
14	进口药品批件号	JKYPPJH	impApprovalNo	进口药品批件上标示的编号	字符型	an..50		条件必选	存在时必选
15	批签发签发日期	PQFQFRQ	BRDate	药品追溯码对应生产批号的药品通过批签发的日期	日期型	YYYYMMDD		条件必选	存在时必选
16	生物制品批签发合格证扫描件	SWZPPQFHGZSMJ	scanOfCertificate	生物制品批签发合格证的扫描件	二进制			条件必选	存在时必选；宜采用PDF格式

序号	数据项名称	数据项短名	数据项英文名称	数据项说明	数据类型	表示格式	允许值	约束	备注
17	生产企业名称	SCQYMC	producerName	境内疫苗生产企业营业执照上的名称	字符型	an..200		条件必选	国产和国内分包装疫苗必选
18	统一社会信用代码（生产企业）	TYSHXYDMSCQY	producerUSCID	国产和国内分包装疫苗的境内疫苗生产企业的统一社会信用代码	字符型	an..18		条件必选	国产和国内分包装疫苗必选；没有统一社会信用代码时使用组织机构代码
19	进口疫苗代理企业名称	JKYMDLQYMC	importerName	进口疫苗代理企业营业执照上的名称	字符型	an..200		条件必选	进口疫苗必选
20	统一社会信用代码（进口疫苗代理企业）	TYSHXYDMJKYMDLQY	importerUSCID	进口疫苗代理企业的统一社会信用代码	字符型	an..18		条件必选	进口疫苗必选；没有统一社会信用代码时使用组织机构代码
21	公司名称（中文）	GSMCZW	enterpriseNameCN	进口药品批件上的中文公司名称	字符型	an..200		条件必选	进口疫苗必选
22	公司名称（英文）	GSMCYW	enterpriseNameEN	进口药品批件上的英文公司名称	字符型	an..200		条件必选	进口疫苗必选
23	生产厂名称（中文）	SCCMCZW	producerNameCN	进口药品批件上的中文生产厂名称	字符型	an..200		条件必选	进口疫苗必选
24	生产厂名称（英文）	SCCMCYW	producerNameEN	进口药品批件上的英文生产厂名称	字符型	an..200		条件必选	进口疫苗必选
25	疾病预防控制机构名称	JBYFKZJGMC	DPCOrganizationName	向生产企业采购该疫苗的疾病预防控制机构的名称	字符型	an..200		必选	
26	统一社会信用代码（疾病预防控制机构）	TYSHXYDMJBYFKZJG	USCID	向生产企业采购该疫苗的疾病预防控制机构的统一社会信用代码	字符型	an..18		条件必选	没有统一社会信用代码时使用组织机构代码
27	预防接种档案编号	YFJZDABH	immunizationCardNo	接种者的预防接种档案编号，该编号是由中国疾病预防控制中心编制和赋予受种者预防接种卡的顺序号	字符型	an..18		可选	

附录A

（规范性附录）

值域代码表

A.1 剂型代码表

剂型代码表见表A.1。

表A.1 剂型代码表

值	值含义
01	片剂
0101	含片
0102	咀嚼片
0103	泡腾片
0104	阴道片
0105	肠溶片
0106	舌下片
0107	口腔贴片
0108	分散片
0109	可溶片
0110	缓释片
0111	控释片
0112	普通片
0113	阴道泡腾片
0114	口崩片
02	注射剂
0201	注射液
0202	注射用无菌粉末

值	值含义
0203	注射用浓溶液
03	胶囊剂
0301	硬胶囊
0302	软胶囊
0303	肠溶胶囊
0304	缓释胶囊
0305	控释胶囊
04	颗粒剂
0401	混悬颗粒
0402	泡腾颗粒
0403	肠溶颗粒
0405	缓释颗粒
0406	控释颗粒
0407	可溶颗粒
05	眼用制剂
0501	滴眼剂
0502	洗眼剂
0503	眼内注射溶液
0504	眼膏剂
0505	眼用乳膏剂
0506	眼用胶囊剂
0507	眼膜剂
0508	眼丸剂
0509	眼内插入剂
06	鼻用制剂
0601	滴鼻剂
0602	洗鼻剂

值	值含义
0603	鼻用喷雾剂
0604	鼻用软膏剂
0605	鼻用乳膏剂
0606	鼻用凝胶剂
0607	鼻用散剂
0608	鼻用粉雾剂
0609	鼻用棒剂
0610	鼻用气雾剂
07	栓剂
0701	直肠栓
0702	阴道栓
0703	尿道栓
08	丸剂
0801	蜜丸
0802	水蜜丸
0803	水丸
0804	糊丸
0805	蜡丸
0806	浓缩丸
0807	滴丸
0808	糖丸
0809	小丸
0810	滴丸剂
09	软膏剂 乳膏剂
0901	软膏剂
0902	乳膏剂
10	糊剂

值	值含义
11	吸入制剂
1101	气雾剂
1102	粉雾剂
1103	喷雾剂
1104	供雾化器用的液体制剂
1105	可转变成蒸汽的制剂
12	喷雾剂
1201	吸入喷雾剂
1202	鼻用喷雾剂
1203	非吸入喷雾剂
13	气雾剂
1301	吸入气雾剂
1302	非吸入气雾剂
14	凝胶剂
15	散剂
16	糖浆剂
17	搽剂
18	涂剂
19	涂膜剂
20	酊剂
21	贴剂
22	贴膏剂
2201	凝胶贴膏
2202	橡胶贴膏
23	口服溶液剂 口服混悬剂 口服乳剂
24	植入剂
25	膜剂

值	值含义
26	耳用制剂
2601	滴耳剂
2602	洗耳剂
2603	耳用喷雾剂
2604	耳用软膏剂
2605	耳用乳膏剂
2606	耳用凝胶剂
2607	耳塞
2608	耳用散剂
2609	耳用丸剂
27	洗剂
28	冲洗剂
29	灌肠剂
30	合剂
31	锭剂
32	煎膏剂（膏滋）
33	胶剂
34	酒剂
35	膏药
36	露剂
37	茶剂
3701	块状茶剂
3702	袋装茶剂
3703	煎煮茶剂
38	流浸膏剂与浸膏剂

A.2 疫苗状态代码表

疫苗状态代码表见表A.2。

表A.2 疫苗状态代码表

值	值含义	疫苗追溯码状态
01	已自检	经过生产企业自检合格
02	已批签	通过指定药品检验机构的批签发
03	已过期	已超过有效期截止日期
04	已损坏	发生包装破损、保存温度超标等情况，不能继续使用
05	已销毁	已按照规定流程集中销毁
06	召回中	按照国家或企业召回要求，疫苗处于召回过程中
07	已召回	按照国家或企业召回要求，疫苗已经返回到生产企业
08	已使用	已被正常使用
09	已停用	出于安全等因素考虑，疫苗被停止使用
99	其他	当疫苗的状态不属于以上任何一项时

A.3 证件类型代码表

证件类型代码表见表A.3。

表A.3 证件类型代码表

值	值含义
1	居民身份证
2	军官证
3	机动车驾驶证
4	护照
5	港澳通行证
6	台胞证
9	其他

A.4　地理位置值域说明

A.4.1　地址–国家（或地区）

应使用GB/T 2659中国家和地区名称代码表的3位拉丁字母代码。

A.4.2　地址–省（直辖市/自治区）

应使用GB/T 2260中省、直辖市、自治区、特别行政区代码表的数字码。

A.4.3　地址–市（区/自治州/盟）

GB/T 2260中表2～表35的市级数字码，如果相关市（区/自治州/盟）未能在GB/T 2260中找到，属于新设的市（区/自治州/盟），则其取值按照如下规则编制：

a）查找该市（区/自治州/盟）所在省的GB/T 2260的6位代码。

b）对该市（区/自治州/盟）赋码为将该市（区/自治州/盟）所在省的GB/T 2260的6位代码中第4位的0改为A（以此类推B–Z）。

A.4.4　地址–县（自治县/县级市）

GB/T 2260中表2～表35的县级数字码，如果相关县（自治县/县级市）未能在GB/T 2260中找到，属于新设的县（自治县/县级市），则其取值按照如下规则编制：

a）查找该县（自治县/县级市）所在省的GB/T 2260的6位代码。

b）对该县（自治县/县级市）赋码为将该县（自治县/县级市）所在省的GB/T 2260的6位代码中第6位的0改为A（以此类推B–Z）。

A.5　发货类型代码表

发货类型代码表见表A.4。

表A.4　发货类型代码表

值	值含义
01	销售出库
02	供应出库

值	值含义
03	盘亏出库
04	退货出库
05	抽检出库
06	调拨出库
07	销毁出库
08	赠品出库
09	使用出库
10	召回出库
11	损坏出库
12	报废出库
99	其他

A.6 收货类型代码表

收货类型代码表见表A.5。

表A.5 收货类型代码表

值	值含义
01	采购入库
02	退货入库
03	生产入库
04	调拨入库
05	赠品入库
06	盘盈入库
07	召回入库
08	报废入库
99	其他

附录B

（资料性附录）

单据示例

B.1 发货单相关数据项关系示例

本示例仅用于说明发货单信息数据子集中各数据项之间的关系，见图B.1。

发货单

发货单编号：　　　　　　　　发货时间：　　　　　　　　收货单据验证状态：

订货单编号：　　　　　　　　发货类型：

发货机构名称：　　　　　　　收货机构名称：　　　　　　疫苗配送单位：

发货机构统一
社会信用代码：　　　　　　　收货机构统一
社会信用代码：　　　　　　　疫苗配送单位统
一社会信用代码：

发货机构接
种单位编码：　　　　　　　　收货机构接
种单位编码：

发货地址：　　　　　　　　　收货地址：

国家药品标识码	疫苗名称	剂型	制剂规格	包装规格	生产批号	有效期	生产企业	发货数量

药品追溯码清单

药品追溯码	包装层级	上一级包装药品追溯码	国家药品标识码

图B.1　发货单示例

B.2 收货单相关数据项关系示例

本示例仅用于说明收货单信息数据子集中各数据项之间的关系，见图B.2。

收货单

收货单编号：　　　　　　　发货单编号：　　　　　　　收货时间：

订货单编号：　　　　　　　收货类型：　　　　　　　　单据验证状态：

发货机构名称：　　　　　　收货机构名称：

发货机构统一　　　　　　　收货机构统一
社会信用代码：　　　　　　社会信用代码：

发货机构接　　　　　　　　收货机构接
种单位编码：　　　　　　　种单位编码：

发货地址：　　　　　　　　收货地址：

国家药品标识码	疫苗名称	剂型	制剂规格	包装规格	批号	有效期	生产企业	应收数量	实收数量

药品追溯码清单

药品追溯码	包装层级	上一级包装药品追溯码	国家药品标识码

图B.2　收货单相关数据项关系示例

参考文献

［1］国家药监局关于药品信息化追溯体系建设的指导意见（国药监药管〔2018〕35号）

NMPAB

国家药品监督管理局信息化标准

NMPAB/T 1005—2019

疫苗追溯数据交换基本技术要求

Basic technical requirements for vaccine traceability
data exchange

2019-08-26发布

2019-08-26实施

国家药品监督管理局 发布

目　次

前　言

本标准按照GB/T 1.1—2009给出的规则起草。

本标准由国家药品监督管理局信息中心提出。

本标准由国家药品监督管理局综合和规划财务司归口。

本标准起草单位：国家药品监督管理局信息中心、复旦大学、中国疾病预防控制中心。

本标准主要起草人：陈锋、张原、李丹丹、吴振生、曹明、王迎利、赵巍、徐哲、王俊宇、辛明辉、刘毅、高自立、钱侃、尹遵栋、曹玲生、苏雪梅、葛辉、严仕斌、李军保。

引　言

　　为贯彻《中华人民共和国疫苗管理法》和药品追溯相关政策要求，国务院药品监督管理部门会同国务院卫生健康主管部门制定统一的疫苗追溯标准和规范，指导疫苗追溯参与方在统一框架下共同开展疫苗信息化追溯体系建设。

　　由于疫苗属于特殊管理的药品，疫苗追溯各参与方在疫苗信息化追溯体系建设过程中，既需要遵照《疫苗追溯基本数据集》和《疫苗追溯数据交换基本技术要求》2个标准，还需要遵循《药品信息化追溯体系建设导则》《药品追溯码编码要求》和《药品追溯系统基本技术要求》等基础通用的药品追溯标准。

疫苗追溯数据交换基本技术要求

1 范围

本标准规定了疫苗信息化追溯体系中疫苗追溯数据交换的方式、数据格式、数据内容和安全要求。

本标准适用于规范疫苗追溯协同服务平台、药品（疫苗）追溯系统、省级疾控机构信息系统、疫苗追溯监管系统等数据交换方之间进行疫苗追溯数据的交换。

2 规范性引用文件

下列文件对于本文件的应用是必不可少的。凡是注日期的引用文件，仅所注日期的版本适用于本文件。凡是不注日期的引用文件，其最新版本（包括所有的修改单）适用于本文件。

GB/T 16263.4 信息技术 ASN.1编码规则 第4部分：XML编码规则（XER）

NMPAB/T 1001 药品信息化追溯体系建设导则

NMPAB/T 1004 疫苗追溯基本数据集

3 术语和定义

NMPAB/T 1001、NMPAB/T 1004界定的术语和定义适用于本文件。

3.1 XML元素 XML element

XML文档中在W3C XML 1.0中规定的部分。

注：XML元素或者是空元素标签，或者以起始标签开始以结束标签结束。开始标签和空元素标签都能包含属性编码。[见 GB/T 16263.4—2015 第 3.2.26]

4 缩略语

XML：可扩展标记语言（Extensible Markup Language）
JSON：JavaScript对象表示法（JavaScript Object Notation）

5 交换方式要求

疫苗信息化追溯体系中的数据交换方主要包括疫苗追溯协同服务平台（以下简称协同平台）、药品（疫苗）追溯系统（以下简称追溯系统）、省级疾控机构信息系统（以下简称疾控系统，是由省级疾病预防控制机构用于记录疫苗流通、预防接种追溯数据的信息系统）、疫苗追溯监管系统（以下简称监管系统）等。原则上由追溯系统与协同平台、疾控系统与协同平台、监管系统与协同平台、追溯系统与监管系统相互进行疫苗追溯数据交换，数据交换关系如图1中所示。疫苗追溯数据交换宜采用HTTP、消息队列方式。

图1　疫苗信息化追溯体系中的数据交换关系示意图

6 交换数据格式要求

6.1 基础信息交换数据格式

6.1.1 XML文件格式

使用XML文件传输基础信息时，应将数据记录描述为VTTSBasic元素，图2是VTTSBasic元素的数据格式。

图2 VTTSBasic元素数据格式

其中：

——datasetName 元素：用于标记基础信息名称，可使用数据集名称、实体对象名、数据库表名等；

——dataset 元素：用于标记一个或多个数据集合，每一个集合包含多条数据记录（data 元素）；

——data 元素：包含一条数据记录中的所有内容，由多个数据项和数据项值构成。其中数据项应采用 NMPAB/T 1004 中的数据项短名表示。

注：VTTSBasic 元素是本标准规定的用于进行基础信息交换的 XML 元素，其名称中 VTTS 是疫苗追溯传输结构（vaccine traceability transmission structure）的英文缩写。

示例：将 NMPAB/T 1004 中"国产疫苗基本信息数据子集"对应的交换内容描述为 VTTSBasic 元素数据格式的示例如图 3，示例中仅列出部分数据项，实际传输数据项应参照相关标准。

图3 国产疫苗基本信息数据子集对应的VTTSBasic元素数据格式示例

6.1.2 JSON格式

使用JSON格式传输基础信息时，应按图4格式描述数据记录，对象与XML格式元素一致，说明参见6.1.1。

```
{
"VTTSBasic"：［
    {"datasetName"："［基础信息名称］"},
    {"dataset"：［
        {"data"：［
            {"［数据项短名1.1］"："［数据项值1.1］"},
            …
            {"［数据项短名1.n］"："［数据项值1.n］"}］
        },
        …
        {"data"：［
            {"［数据项短名m.1］"："［数据项值m.1］"},
            …
            {"［数据项短名m.n］"："［数据项值m.n］"}］
        }］
    }］
}
```

图4　基础信息的JSON格式

示例：将 NMPAB/T 1004 中"国产疫苗基本信息数据子集"对应的交换内容描述为 JSON 格式的示例如图5，示例中仅列出部分数据项，实际传输数据项应参照相关标准。

```
{
"VTTSBasic"：［
    {"datasetName"："国产疫苗基本信息"},              //数据集名称
    {"dataset"：［
        {"data"：［
            {"GJYPBSM"："00509000501"},            //国家药品标识码
            {"YPTYMC"："重组乙型肝炎疫苗（酿酒酵母）"},   //药品通用名称
            {"BZGG"："12支/盒"},                     //包装规格
            {"ZJGG"："每支0.5 ml，每1次人用剂量0.5ml，  //制剂规格
            含HBsAg10μg"},
            …                                      //此处省略该药品其他基础信息
            ］
        }］
    }］
}
```

图5　国产疫苗基本信息数据子集对应的JSON格式的示例

6.2 应用信息交换数据格式

6.2.1 XML文件格式

使用XML文件传输应用信息时，应将数据记录描述为VTTSEvent元素，图6是VTTSEvent元素的数据格式。

图6 VTTSEvent元素数据格式

其中：

——datasetName 元素：用于标记应用信息名称；

——eventBody 元素：事件数据元素，用于包含一条应用事件记录所有信息；

——recTime 元素：记录应用信息的时刻；

——eventID 元素：由数据产生方生成的 GUID 唯一序列号；

——evtBasic 元素：单据信息元素，包含多个子元素，每一个子元素用于描述一个应用信息数据子集中的单据信息，由数据项和数据项值构成，其中数据项应采用 NMPAB/T 1004 中的数据项短名表示；

——itemList 元素：疫苗信息列表，包含一个或多个 itemDetail 元素；

——itemDetail 元素：疫苗信息元素，每项包含与事件相关的某一疫苗的一个批号的信息；

——itemData 元素：用于包含与事件相关的国家药品标识码及其属性数据项；

——instanceList 元素：药品追溯码列表；

——instanceDetail 元素：药品追溯码信息元素，包含 YPZSM（药品追溯码）、BZCJ（包装层级）、SYJBZYPZSM（上一级包装药品追溯码）3 个子元素。当没有上一级包装药品追溯码时，SYJBZYPZSM 元素与 YPZSM 元素的值相同。

注：VTTSEvent 元素是本标准规定的用于进行应用信息交换的 XML 元素，其名称中 VTTS 是 vaccine traceability transmission structure 的缩写。

示例：将 NMPAB/T 1004 中"发货单信息数据子集"对应的交换内容描述为 VTTSEvent 元素数据格式的示例如图 7，示例中仅列出部分数据项，实际传输数据项应参照相关标准。

```
<VTTSEvent>
    <datasetName>发货单信息</datasetName>                          //数据集名称
    <eventBody>
        <recTime>2019-04-19 13:40.20.111</evtStartTime>          //追溯数据记录时间
        <eventID>6F9619FF-8B86-D011-B42D-00C04FC964FF</eventID>   //GUID唯一序列号
        </eventID>
        <evtBasic>
```

```
        <FHDBH>20190419001</FHDBH>                //发货单编号
        <DHDBH>DHD20190418001</DHDBH>              //订货单编号
        <FHLX>01</FHLX>                            //发货类型
         <FHJGTYSHXYDM>113223334712392131P        //发货机构统一社会
        </FHJGTYSHXYDM>                            信用代码
        <FHJGMC>疫苗生产企业1</FHJGMC>               //发货机构名称
        <FHDZ>北京市××区××路××号</FHDZ>          //发货地址
         <SHJGTYSHXYDM>310110334712392131P        //收货机构统一社会
        </SHJGTYSHXYDM>                            信用代码
        <SHJGMC>上海市疾控中心</SHJGMC>              //收货机构名称
        <SHDZ>上海市××区××路××号</SHDZ>          //收货地址
         <YMPSDWTYSHXYDM>310105334712392131P      //疫苗配送单位统一
        </YMPSDWTYSHXYDM>                          社会信用代码
        <YMPSDWMC>国药运输</YMPSDWMC>              //疫苗配送单位名称
        <YMZT>01</YMZT>                            //疫苗状态
        <FHSJ>2019-04-18 23:11:11.000</FHSJ>      //发货时间
        …                                          //此处省略其他的单
                                                   据信息

</evtBasic>
<itemList>
    <itemDetail>
        <itemData>
            <GJYPBSM>00509000501</GJYPBSM>         //国家药品标识码
            <YPTYMC>重组乙型肝炎疫苗（酿酒酵         //药品通用名称
            母）</YPTYMC>
            <YMSCPH>20190419A</YMSCPH>             //疫苗生产批号
            <ZJGG>每支0.5 ml，每1次人用剂量0.5ml，   //制剂规格
            含HBsAg10μg</ZJGG>
            <BZGG>12支/盒</BZGG>                    //包装规格
            <FHSL>100</FHSL>                        //发货数量
            …                                       //此处省略该疫苗的
                                                    其他基础信息

        </itemData>
        <instanceList>
            <instanceDetail>
                <YPZSM>12345678901000000001        //药品追溯码
                </YPZSM>
                <BZCJ>1</BZCJ>                      //包装层级
                <SYJBZYPZSM>1234567890100000        //上一级包装药品追
                0010</SYJBZYPZSM>                   溯码
            </instanceDetail>
            <instanceDetail>
                <YPZSM>12345678901000000002        //药品追溯码
                </YPZSM>
                <BZCJ>1</BZCJ>                      //包装层级
```

```
                        <SYJBZYPZSM>1234567890100000          //上一级包装药品追
                    0010</SYJBZYPZSM>                          溯码
                </instanceDetail>
                <instanceDetail>
                    <YPZSM>12345678901000000010                //药品追溯码
                    </YPZSM>
                    <BZCJ>2</BZCJ>                             //包装层级
                    <SYJBZYPZSM>1234567890100000              //上一级包装药品追
                    0010</SYJBZYPZSM>                          溯码
                </instanceDetail>
                ...                                           //此处省略其他药品
                                                               追溯码的信息
            </instanceList>
        </itemDetail>
        ...                                                   //此处省略发货单中
                                                               其他疫苗的信息
    </itemList>
  </eventBody>
</VTTSEvent>
```

图7　发货单信息数据子集对应的VTTSEvent元素数据格式示例

6.2.2　JSON格式

使用JSON格式传输应用信息时，应按图8格式描述数据记录，对象与XML格式元素一致，说明参见6.2.1。

```
{
  "VTTSEvent": [
  {"datasetName": "［应用信息名称］"},
  {"eventBody": [
    {"recTime": "［记录时间］"},
    {"eventID": "［GUID唯一序列号］"},
    {"evtBasic": [
      {"［数据项短名1］": "［数据项值1］"},
      ...
      {"［数据项短名n］": "［数据项值n］"}
    ]},
    {"itemList": [
      {"itemDetail": [
        {"itemData": [
          {"GJYPBSM": "［国家药品标识码1］"},
          {"YPTYMC": "［药品通用名称1］"},
          ...
        ]},
```

125

```
{"instanceList": [
    {"instanceDetail": [
        {"YPZSM": "［药品追溯码1.1］"},
        {"BZCJ": "［包装层级1.1］"},
        {"SYJBZYPZSM": "［上一级包装药品追溯码1.1］"}
    ]}
    ...
    {"instanceDetail": [
        {"YPZSM": "［药品追溯1.i］"},
        {"BZCJ": "［包装层级1.i］"},
        {"SYJBZYPZSM": "［上一级包装药品追溯码1.i］"}
    ]}
    ]}
]},
...
{"itemDetail": [
    {"itemData": [
        {"GJYPBSM": "［国家药品标识码x］"},
        {"YPTYMC": "［药品通用名称x］"},
        ...
    ]},
    {"instanceList": [
        {"instanceDetail": [
            {"YPZSM": "［药品追溯码x.1］"},
            {"BZCJ": "［包装层级x.1］"},
            {"SYJBZYPZSM": "［上一级包装药品追溯码x.1］"}
        ]}
        ...
    ]}
    ]}
]}
]}
]}
]}
```

图8　应用信息的JSON格式

示例：将NMPAB/T 1004中"发货单信息数据子集"对应的交换内容描述为JSON格式的示例如图9，示例中仅列出部分数据项，实际传输数据项应参照相关标准。

```
{
"VTTSEvent": [
    {"datasetName": "发货单信息"},                              //数据集名称
    {"eventBody": [
        {"recTime": "2019-04-19 13:40.20.111"},              //追溯数据记录时间
        {"eventID": "6F9619FF-8B86-D011-B42D-               //GUID唯一序列号
        00C04FC964FF"},
        {"evtBasic": [
```

        {"FHDBH": "20190419001"},   //发货单编号
        {"DHDBH": "DHD20190418001"},   //订货单编号
        {"FHLX": "01"},   //发货类型
        {"FHJGTYSHXYDM": "11322333471239213   //发货机构统一社会信用代码
        1P"},
        {"FHJGMC": "疫苗生产企业1"},   //发货机构名称
        {"FHDZ": "北京市××区××路××号"},   //发货地址
        {"SHJGTYSHXYDM": "31011033471239213   //收货机构统一社会信用代码
        1P"},
        {"SHJGMC": "上海市疾控中心"},   //收货机构名称
        {"SHDZ": "上海市××区××路××号"},   //收货地址
        {"YMPSDWTYSHXYDM": "31010533471239   //疫苗配送单位统一社会信用
        2131P"},   代码
        {"YMPSDWMC": "国药运输"},   //疫苗配送单位名称
        {"YMZT": "01"},   //疫苗状态
        {"FHSJ": "2019-04-18 23:11:11.000"},   //发货时间
        …   //此处省略其他的单据信息
    ]},
{"itemList": [
    {"itemDetail": [
        {"itemData": [
            {"GJYPBSM": "00509000501"},   //国家药品标识码
            {"YPTYMC": "重组乙型肝炎疫苗（酿酒   //药品通用名称
            酵母）"},
            {"YMSCPH": "20190419A"},   //疫苗生产批号
            {"ZJGG": "每支0.5ml，每1次人用剂量0.5ml，   //制剂规格
            含HBsAg10μg"},
            {"BZGG": "12支/盒"},   //包装规格
            {"FHSL": "100"},   //发货数量
            …   //此处省略该疫苗的其他基础
                                                       信息

        ]},
        {"instanceList": [
        {"instanceDetail": [
            {"YPZSM": "1234567890100000   //药品追溯码
            0001"},
            {"BZCJ": "1"},   //包装层级
            {"SYJBZYPZSM": "1234567890100000   //上一级包装药品追溯码
            0010"}
        ]}
        {"instanceDetail": [
            {"YPZSM": "1234567890100000   //药品追溯码
            0002"},
            {"BZCJ": "1"},   //包装层级
            {"SYJBZYPZSM": "1234567890100000   //上一级包装药品追溯码
            0010"}
        ]}

```
    {"instanceDetail": [
       {"YPZSM": "1234567890100000
    0010"},
       {"BZCJ": "2"},
       {"SYJBZYPZSM": "1234567890100000
    0010"}
     ]}
    …

     ]}
   ]},
   …

   ]}
 ]}
]}
```

//药品追溯码

//包装层级
//上一级包装药品追溯码

//此处省略其他药品追溯码的信息

//此处省略发货单中其他疫苗的信息

图9 发货单信息数据子集对应的JSON格式示例

7 交换数据内容要求

7.1 追溯系统应提供的数据内容

追溯系统应提供的数据内容可参照NMPAB/T 1004，具体相关数据子集如表1所示。

表1 追溯系统应提供的数据内容

发送方 / 接收方	协同平台
追溯系统	境内疫苗生产企业基本信息数据子集
	境外疫苗生产企业基本信息数据子集
	进口疫苗代理企业基本信息数据子集
	药品生产许可证基本信息数据子集
	药品经营许可证基本信息数据子集
	疫苗配送单位基本信息数据子集
	国产疫苗基本信息数据子集
	进口疫苗基本信息数据子集
	生产信息数据子集

接收方 发送方	协同平台
追溯系统	进口信息数据子集
	生产企业自检信息数据子集
	批签发信息数据子集
	发货单信息数据子集
	收货单信息数据子集
	召回信息数据子集

7.2 追溯系统可获取的数据内容

追溯系统可获取的数据内容可参照NMPAB/T 1004，具体相关数据子集如表2所示。

表2 追溯系统可获取的数据内容

接收方 发送方	追溯系统
协同平台	疾病预防控制机构基本信息数据子集
	疫苗配送单位基本信息数据子集
	接种单位基本信息数据子集
	发货单信息数据子集
	收货单信息数据子集
	使用信息数据子集
	召回信息数据子集

7.3 疾控系统应提供的数据内容

疾控系统应提供的数据内容可参照NMPAB/T 1004，具体相关数据子集如表3所示，疾控系统应根据追溯数据所对应的不同追溯系统对数据进行分包处理。

表3 疾控系统应提供的数据内容

接收方 发送方	协同平台
疾控系统	疾病预防控制机构基本信息数据子集
	疫苗配送单位基本信息数据子集
	接种单位基本信息数据子集
	发货单信息数据子集
	收货单信息数据子集
	使用信息数据子集
	召回信息数据子集

7.4 疾控系统可获取的数据内容

疾控系统可获取的数据内容可参照NMPAB/T 1004，具体相关数据子集如表4所示。

表4 疾控系统可获取的数据内容

接收方 发送方	疾控系统
协同平台	境内疫苗生产企业基本信息数据子集
	境外疫苗生产企业基本信息数据子集
	进口疫苗代理企业基本信息数据子集
	药品生产许可证基本信息数据子集
	药品经营许可证基本信息数据子集
	疫苗配送单位基本信息数据子集
	国产疫苗基本信息数据子集
	进口疫苗基本信息数据子集
	生产信息数据子集
	进口信息数据子集
	生产企业自检信息数据子集
	批签发信息数据子集
	发货单信息数据子集
	收货单信息数据子集

8 交换安全要求

8.1 接入认证

在进行数据交换时，接收方应对发送方进行身份认证，并分配相应的权限。

8.2 数据加密

在进行数据交换时，应对敏感信息进行加密处理，防止敏感信息泄漏。

8.3 数字签名

在进行数据交换时，应对整个传输文件进行数字签名和验签，保证数据完整性。

8.4 传输安全

数据传输应使用安全的传输协议。

8.5 消息状态回执

在进行数据交换时，接收方应向发送方返回包含数字签名的消息状态回执，保证数据接收不可抵赖。

8.6 日志记录

接收方应对请求进行记录及异常告警，避免数据被异常使用。

参考文献

［1］国家药监局关于药品信息化追溯体系建设的指导意见（国药监药管〔2018〕35号）

法规文件

第三章

中华人民共和国疫苗管理法

（2019年6月29日第十三届全国人民代表大会常务委员会
第十一次会议通过）

第一章 总 则

第一条 为了加强疫苗管理，保证疫苗质量和供应，规范预防接种，促进疫苗行业发展，保障公众健康，维护公共卫生安全，制定本法。

第二条 在中华人民共和国境内从事疫苗研制、生产、流通和预防接种及其监督管理活动，适用本法。本法未作规定的，适用《中华人民共和国药品管理法》《中华人民共和国传染病防治法》等法律、行政法规的规定。

本法所称疫苗，是指为预防、控制疾病的发生、流行，用于人体免疫接种的预防性生物制品，包括免疫规划疫苗和非免疫规划疫苗。

第三条 国家对疫苗实行最严格的管理制度，坚持安全第一、风险管理、全程管控、科学监管、社会共治。

第四条 国家坚持疫苗产品的战略性和公益性。

国家支持疫苗基础研究和应用研究，促进疫苗研制和创新，将预防、控制重大疾病的疫苗研制、生产和储备纳入国家战略。

国家制定疫苗行业发展规划和产业政策，支持疫苗产业发展和结构优化，鼓励疫苗生产规模化、集约化，不断提升疫苗生产工艺和质量水平。

第五条 疫苗上市许可持有人应当加强疫苗全生命周期质量管理，对疫苗的安全性、有效性和质量可控性负责。

从事疫苗研制、生产、流通和预防接种活动的单位和个人，应当遵守法律、法规、规章、标准和规范，保证全过程信息真实、准确、完整和可追溯，依法承担责任，接受社会监督。

第六条 国家实行免疫规划制度。

居住在中国境内的居民，依法享有接种免疫规划疫苗的权利，履行接种免疫规划疫苗的义务。政府免费向居民提供免疫规划疫苗。

县级以上人民政府及其有关部门应当保障适龄儿童接种免疫规划疫苗。监护人应当依法保证适龄儿童按时接种免疫规划疫苗。

第七条　县级以上人民政府应当将疫苗安全工作和预防接种工作纳入本级国民经济和社会发展规划，加强疫苗监督管理能力建设，建立健全疫苗监督管理工作机制。

县级以上地方人民政府对本行政区域疫苗监督管理工作负责，统一领导、组织、协调本行政区域疫苗监督管理工作。

第八条　国务院药品监督管理部门负责全国疫苗监督管理工作。国务院卫生健康主管部门负责全国预防接种监督管理工作。国务院其他有关部门在各自职责范围内负责与疫苗有关的监督管理工作。

省、自治区、直辖市人民政府药品监督管理部门负责本行政区域疫苗监督管理工作。设区的市级、县级人民政府承担药品监督管理职责的部门（以下称药品监督管理部门）负责本行政区域疫苗监督管理工作。县级以上地方人民政府卫生健康主管部门负责本行政区域预防接种监督管理工作。县级以上地方人民政府其他有关部门在各自职责范围内负责与疫苗有关的监督管理工作。

第九条　国务院和省、自治区、直辖市人民政府建立部门协调机制，统筹协调疫苗监督管理有关工作，定期分析疫苗安全形势，加强疫苗监督管理，保障疫苗供应。

第十条　国家实行疫苗全程电子追溯制度。

国务院药品监督管理部门会同国务院卫生健康主管部门制定统一的疫苗追溯标准和规范，建立全国疫苗电子追溯协同平台，整合疫苗生产、流通和预防接种全过程追溯信息，实现疫苗可追溯。

疫苗上市许可持有人应当建立疫苗电子追溯系统，与全国疫苗电子追溯协同平台相衔接，实现生产、流通和预防接种全过程最小包装单位疫苗可追溯、可核查。

疾病预防控制机构、接种单位应当依法如实记录疫苗流通、预防接种等情况，并按照规定向全国疫苗电子追溯协同平台提供追溯信息。

第十一条　疫苗研制、生产、检验等过程中应当建立健全生物安全管理制度，严格控制生物安全风险，加强菌毒株等病原微生物的生物安全管理，保护操作人员和公众的健康，保证菌毒株等病原微生物用途合法、正当。

疫苗研制、生产、检验等使用的菌毒株和细胞株，应当明确历史、生物学特征、代次，建立详细档案，保证来源合法、清晰、可追溯；来源不明的，不得使用。

第十二条　各级人民政府及其有关部门、疾病预防控制机构、接种单位、疫苗上市许可持有人和疫苗行业协会等应当通过全国儿童预防接种日等活动定期开展疫苗安全法律、法规以及预防接种知识等的宣传教育、普及工作。

新闻媒体应当开展疫苗安全法律、法规以及预防接种知识等的公益宣传，并对疫苗违法行为进行舆论监督。有关疫苗的宣传报道应当全面、科学、客观、公正。

第十三条　疫苗行业协会应当加强行业自律，建立健全行业规范，推动行业诚信体系建设，引导和督促会员依法开展生产经营等活动。

第二章　疫苗研制和注册

第十四条　国家根据疾病流行情况、人群免疫状况等因素，制定相关研制规划，安排必要资金，支持多联多价等新型疫苗的研制。

国家组织疫苗上市许可持有人、科研单位、医疗卫生机构联合攻关，研制疾病预防、控制急需的疫苗。

第十五条　国家鼓励疫苗上市许可持有人加大研制和创新资金投入，优化生产工艺，提升质量控制水平，推动疫苗技术进步。

第十六条　开展疫苗临床试验，应当经国务院药品监督管理部门依法批准。

疫苗临床试验应当由符合国务院药品监督管理部门和国务院卫生健康主管部门规定条件的三级医疗机构或者省级以上疾病预防控制机构实施或者组织实施。

国家鼓励符合条件的医疗机构、疾病预防控制机构等依法开展疫苗临床试验。

第十七条　疫苗临床试验申办者应当制定临床试验方案，建立临床试验安全监测与评价制度，审慎选择受试者，合理设置受试者群体和年龄组，并根据风险程度采取有效措施，保护受试者合法权益。

第十八条　开展疫苗临床试验，应当取得受试者的书面知情同意；受试者为无民事行为能力人的，应当取得其监护人的书面知情同意；受试者为限制民事行为能力人的，应当取得本人及其监护人的书面知情同意。

第十九条　在中国境内上市的疫苗应当经国务院药品监督管理部门批准，取得药品注册证书；申请疫苗注册，应当提供真实、充分、可靠的数据、资料和样品。

对疾病预防、控制急需的疫苗和创新疫苗，国务院药品监督管理部门应当予以优先审评审批。

第二十条　应对重大突发公共卫生事件急需的疫苗或者国务院卫生健康主管部门认定急需的其他疫苗，经评估获益大于风险的，国务院药品监督管理部门可以附条件批准疫苗注册申请。

出现特别重大突发公共卫生事件或者其他严重威胁公众健康的紧急事件，国务院卫生健康主管部门根据传染病预防、控制需要提出紧急使用疫苗的建议，经国务院药品监督管理部门组织论证同意后可以在一定范围和期限内紧急使用。

第二十一条　国务院药品监督管理部门在批准疫苗注册申请时，对疫苗的生产工艺、质量控制标准和说明书、标签予以核准。

国务院药品监督管理部门应当在其网站上及时公布疫苗说明书、标签内容。

第三章　疫苗生产和批签发

第二十二条　国家对疫苗生产实行严格准入制度。

从事疫苗生产活动，应当经省级以上人民政府药品监督管理部门批准，取得药品生产许可证。

从事疫苗生产活动，除符合《中华人民共和国药品管理法》规定的从事药品生产活动的条件外，还应当具备下列条件：

（一）具备适度规模和足够的产能储备；

（二）具有保证生物安全的制度和设施、设备；

（三）符合疾病预防、控制需要。

疫苗上市许可持有人应当具备疫苗生产能力；超出疫苗生产能力确需委托生产的，应当经国务院药品监督管理部门批准。接受委托生产的，应当遵守本法规定和国家有关规定，保证疫苗质量。

第二十三条　疫苗上市许可持有人的法定代表人、主要负责人应当具有良好的信用记录，生产管理负责人、质量管理负责人、质量受权人等关键岗位人员应当具有相关专业背景和从业经历。

疫苗上市许可持有人应当加强对前款规定人员的培训和考核，及时将其任职和变更情况向省、自治区、直辖市人民政府药品监督管理部门报告。

第二十四条　疫苗应当按照经核准的生产工艺和质量控制标准进行生产和检验，生产全过程应当符合药品生产质量管理规范的要求。

疫苗上市许可持有人应当按照规定对疫苗生产全过程和疫苗质量进行审核、检验。

第二十五条　疫苗上市许可持有人应当建立完整的生产质量管理体系，持续加强偏差管理，采用信息化手段如实记录生产、检验过程中形成的所有数据，确保生产全过程持续符合法定要求。

第二十六条　国家实行疫苗批签发制度。

每批疫苗销售前或者进口时，应当经国务院药品监督管理部门指定的批签发机构按照相关技术要求进行审核、检验。符合要求的，发给批签发证明；不符合要求的，发给不予批签发通知书。

不予批签发的疫苗不得销售，并应当由省、自治区、直辖市人民政府药品监督管理部门监督销毁；不予批签发的进口疫苗应当由口岸所在地药品监督管理部门监督销毁或者依法进行其他处理。

国务院药品监督管理部门、批签发机构应当及时公布上市疫苗批签发结果，供公众查询。

第二十七条　申请疫苗批签发应当按照规定向批签发机构提供批生产及检验记录摘要等资料和同批号产品等样品。进口疫苗还应当提供原产地证明、批签发证明；在原产地免予批签发的，应当提供免予批签发证明。

第二十八条　预防、控制传染病疫情或者应对突发事件急需的疫苗，经国务院药品监督管理部门批准，免予批签发。

第二十九条　疫苗批签发应当逐批进行资料审核和抽样检验。疫苗批签发检验项目和检验频次应当根据疫苗质量风险评估情况进行动态调整。

对疫苗批签发申请资料或者样品的真实性有疑问，或者存在其他需要进一步核实的情况的，批签发机构应当予以核实，必要时应当采用现场抽样检验等方式组织开展现场核实。

第三十条　批签发机构在批签发过程中发现疫苗存在重大质量风险的，应当及时向国务院药品监督管理部门和省、自治区、直辖市人民政府药品监督管理部门报告。

接到报告的部门应当立即对疫苗上市许可持有人进行现场检查，根据检查结果通知批签发机构对疫苗上市许可持有人的相关产品或者所有产品不予批签发或者暂停批签发，并责令疫苗上市许可持有人整改。疫苗上市许可持有人应当立即整改，并及时将整改情况向责令其整改的部门报告。

第三十一条　对生产工艺偏差、质量差异、生产过程中的故障和事故以及采取的措施，疫苗上市许可持有人应当如实记录，并在相应批产品申请批签发的文件中载明；可能影响疫苗质量的，疫苗上市许可持有人应当立即采取措施，并向省、自治区、直辖市人民政府药品监督管理部门报告。

第四章　疫苗流通

第三十二条　国家免疫规划疫苗由国务院卫生健康主管部门会同国务院财政部门等组织集中招标或者统一谈判，形成并公布中标价格或者成交价格，各省、自治区、直辖市实行统一采购。

国家免疫规划疫苗以外的其他免疫规划疫苗、非免疫规划疫苗由各省、自治区、直辖市通过省级公共资源交易平台组织采购。

第三十三条　疫苗的价格由疫苗上市许可持有人依法自主合理制定。疫苗的价格水平、差价率、利润率应当保持在合理幅度。

第三十四条　省级疾病预防控制机构应当根据国家免疫规划和本行政区域疾病预防、控制需要，制定本行政区域免疫规划疫苗使用计划，并按照国家有关规定向组织采购疫苗的部门报告，同时报省、自治区、直辖市人民政府卫生健康主管部门备案。

第三十五条　疫苗上市许可持有人应当按照采购合同约定，向疾病预防控制机构供应疫苗。

疾病预防控制机构应当按照规定向接种单位供应疫苗。

疾病预防控制机构以外的单位和个人不得向接种单位供应疫苗，接种单位不得接收该疫苗。

第三十六条　疫苗上市许可持有人应当按照采购合同约定，向疾病预防控制机构或者疾病预防控制机构指定的接种单位配送疫苗。

疫苗上市许可持有人、疾病预防控制机构自行配送疫苗应当具备疫苗冷链储存、运输条件，也可以委托符合条件的疫苗配送单位配送疫苗。

疾病预防控制机构配送非免疫规划疫苗可以收取储存、运输费用，具体办法由国务院财政部门会同国务院价格主管部门制定，收费标准由省、自治区、直辖市人民政府价格主管部门会同财政部门制定。

第三十七条　疾病预防控制机构、接种单位、疫苗上市许可持有人、疫苗配送单位应当遵守疫苗储存、运输管理规范，保证疫苗质量。

疫苗在储存、运输全过程中应当处于规定的温度环境，冷链储存、运输应当符合要求，并定时监测、记录温度。

疫苗储存、运输管理规范由国务院药品监督管理部门、国务院卫生健康主管部门共同制定。

第三十八条　疫苗上市许可持有人在销售疫苗时，应当提供加盖其印章的批签发证明复印件或者电子文件；销售进口疫苗的，还应当提供加盖其印章的进口药品通关单复印件或者电子文件。

疾病预防控制机构、接种单位在接收或者购进疫苗时，应当索取前款规定的证明文件，并保存至疫苗有效期满后不少于五年备查。

第三十九条　疫苗上市许可持有人应当按照规定，建立真实、准确、完整的销售记录，并保存至疫苗有效期满后不少于五年备查。

疾病预防控制机构、接种单位、疫苗配送单位应当按照规定，建立真实、准确、完整的接收、购进、储存、配送、供应记录，并保存至疫苗有效期满后不少于五年备查。

疾病预防控制机构、接种单位接收或者购进疫苗时，应当索取本次运输、储存全过程温度监测记录，并保存至疫苗有效期满后不少于五年备查；对不能提供本次运输、储存全过程温度监测记录或者温度控制不符合要求的，不得接收或者购进，并应当立即向县级以上地方人民政府药品监督管理部门、卫生健康主管部门报告。

第四十条　疾病预防控制机构、接种单位应当建立疫苗定期检查制度，对存在包装无法识别、储存温度不符合要求、超过有效期等问题的疫苗，采取隔离存放、设置警示标志等措施，并按照国务院药品监督管理部门、卫生健康主管部门、生态环境主管部门的规定处置。疾病预防控制机构、接种单位应当如实记录处置情况，处置记录应当保存至疫苗有效期满后不少于五年备查。

第五章　预防接种

第四十一条　国务院卫生健康主管部门制定国家免疫规划；国家免疫规划疫苗种类由国务院卫生健康主管部门会同国务院财政部门拟订，报国务院批准后公布。

国务院卫生健康主管部门建立国家免疫规划专家咨询委员会，并会同国务院财政部门建立国家免疫规划疫苗种类动态调整机制。

省、自治区、直辖市人民政府在执行国家免疫规划时，可以根据本行政区域疾病预防、控制需要，增加免疫规划疫苗种类，报国务院卫生健康主管部门备案并公布。

第四十二条　国务院卫生健康主管部门应当制定、公布预防接种工作规范，强化预防接种规范化管理。

国务院卫生健康主管部门应当制定、公布国家免疫规划疫苗的免疫程序和非免疫规划疫苗的使用指导原则。

省、自治区、直辖市人民政府卫生健康主管部门应当结合本行政区域实际情况制定接种方案，并报国务院卫生健康主管部门备案。

第四十三条　各级疾病预防控制机构应当按照各自职责，开展与预防接种相关的宣传、培训、技术指导、监测、评价、流行病学调查、应急处置等工作。

第四十四条　接种单位应当具备下列条件：

（一）取得医疗机构执业许可证；

（二）具有经过县级人民政府卫生健康主管部门组织的预防接种专业培训并考核合格的医师、护士或者乡村医生；

（三）具有符合疫苗储存、运输管理规范的冷藏设施、设备和冷藏保管制度。

县级以上地方人民政府卫生健康主管部门指定符合条件的医疗机构承担责任区域内免疫规划疫苗接种工作。符合条件的医疗机构可以承担非免疫规划疫苗接种工作，并应当报颁发其医疗机构执业许可证的卫生健康主管部门备案。

接种单位应当加强内部管理，开展预防接种工作应当遵守预防接种工作规范、免疫程序、疫苗使用指导原则和接种方案。

各级疾病预防控制机构应当加强对接种单位预防接种工作的技术指导和疫苗使用的管理。

第四十五条　医疗卫生人员实施接种，应当告知受种者或者其监护人所接种疫苗的品种、作用、禁忌、不良反应以及现场留观等注意事项，询问受种者的健康状况以及是否有接种禁忌等情况，并如实记录告知和询问情况。受种者或者其监护人应当如实提供受种者的健康状况和接种禁忌等情况。有接种禁忌不能接种的，医疗卫生人员应当向受种者或者其监护人提出医学建议，并如实记录提出医学建议情况。

医疗卫生人员在实施接种前，应当按照预防接种工作规范的要求，检查受种者健康状况、核查接种禁忌，查对预防接种证，检查疫苗、注射器的外观、批号、有效期，核对受种者的姓名、年龄和疫苗的品名、规格、剂量、接种部位、接种途径，做到受种者、预防接种证和疫苗信息相一致，确认无误后方可实施接种。

医疗卫生人员应当对符合接种条件的受种者实施接种。受种者在现场留观期间出现不良反应的，医疗卫生人员应当按照预防接种工作规范的要求，及时采取救治等措施。

第四十六条　医疗卫生人员应当按照国务院卫生健康主管部门的规定，真实、准确、完整记录疫苗的品种、上市许可持有人、最小包装单位的识别信息、有效期、接种时间、实施接种的医疗卫生人员、受种者等接种信息，确保接种信息可追溯、可查询。接种记录应当保存至疫苗有效期满后不少于五年备查。

第四十七条　国家对儿童实行预防接种证制度。在儿童出生后一个月内，其监护人应当到儿童居住地承担预防接种工作的接种单位或者出生医院为其办理预防接种证。接种单位或者出生医院不得拒绝办理。监护人应当妥善保管预防接种证。

预防接种实行居住地管理，儿童离开原居住地期间，由现居住地承担预防接种工作的接种单位负责对其实施接种。

预防接种证的格式由国务院卫生健康主管部门规定。

第四十八条　儿童入托、入学时，托幼机构、学校应当查验预防接种证，发现未按照规定接种免疫规划疫苗的，应当向儿童居住地或者托幼机构、学校所在地承担预防接种工作的接种单位报告，并配合接种单位督促其监护人按照规定补种。疾病预防控制机构应当为托幼机构、学校查验预防接种证等提供技术指导。

儿童入托、入学预防接种证查验办法由国务院卫生健康主管部门会同国务院教育行政部门制定。

第四十九条　接种单位接种免疫规划疫苗不得收取任何费用。

接种单位接种非免疫规划疫苗，除收取疫苗费用外，还可以收取接种服务费。接种服务费的收费标准由省、自治区、直辖市人民政府价格主管部门会同财政部门制定。

第五十条　县级以上地方人民政府卫生健康主管部门根据传染病监测和预警信息，为预防、控制传染病暴发、流行，报经本级人民政府决定，并报省级以上人民政府卫生健康主管部门备案，可以在本行政区域进行群体性预防接种。

需要在全国范围或者跨省、自治区、直辖市范围内进行群体性预防接种的，应当由国务院卫生健康主管部门决定。

作出群体性预防接种决定的县级以上地方人民政府或者国务院卫生健康主管部门应当组织有关部门做好人员培训、宣传教育、物资调用等工作。

任何单位和个人不得擅自进行群体性预防接种。

第五十一条 传染病暴发、流行时，县级以上地方人民政府或者其卫生健康主管部门需要采取应急接种措施的，依照法律、行政法规的规定执行。

第六章 异常反应监测和处理

第五十二条 预防接种异常反应，是指合格的疫苗在实施规范接种过程中或者实施规范接种后造成受种者机体组织器官、功能损害，相关各方均无过错的药品不良反应。

下列情形不属于预防接种异常反应：

（一）因疫苗本身特性引起的接种后一般反应；

（二）因疫苗质量问题给受种者造成的损害；

（三）因接种单位违反预防接种工作规范、免疫程序、疫苗使用指导原则、接种方案给受种者造成的损害；

（四）受种者在接种时正处于某种疾病的潜伏期或者前驱期，接种后偶合发病；

（五）受种者有疫苗说明书规定的接种禁忌，在接种前受种者或者其监护人未如实提供受种者的健康状况和接种禁忌等情况，接种后受种者原有疾病急性复发或者病情加重；

（六）因心理因素发生的个体或者群体的心因性反应。

第五十三条 国家加强预防接种异常反应监测。预防接种异常反应监测方案由国务院卫生健康主管部门会同国务院药品监督管理部门制定。

第五十四条 接种单位、医疗机构等发现疑似预防接种异常反应的，应当按照规定向疾病预防控制机构报告。

疫苗上市许可持有人应当设立专门机构，配备专职人员，主动收集、跟踪分析疑似预防接种异常反应，及时采取风险控制措施，将疑似预防接种异常反应向疾病预防控制机构报告，将质量分析报告提交省、自治区、直辖市人民政府药品监督管理部门。

第五十五条 对疑似预防接种异常反应，疾病预防控制机构应当按照规定及时报告，组织调查、诊断，并将调查、诊断结论告知受种者或者其监护人。对调查、诊断结论有争议的，可以根据国务院卫生健康主管部门制定的鉴定办法申请鉴定。

因预防接种导致受种者死亡、严重残疾，或者群体性疑似预防接种异常反应等对社会有重大影响的疑似预防接种异常反应，由设区的市级以上人民政府卫生健康主管部门、药品监督管理部门按照各自职责组织调查、处理。

第五十六条 国家实行预防接种异常反应补偿制度。实施接种过程中或者实施接种后出现受种者死亡、严重残疾、器官组织损伤等损害，属于预防接种异常反应或者不能排除的，应当给予补偿。补偿范围实行目录管理，并根据实际情况进行动态调整。

接种免疫规划疫苗所需的补偿费用，由省、自治区、直辖市人民政府财政部门在预防接种经费中安排；接种非免疫规划疫苗所需的补偿费用，由相关疫苗上市许可持有人承担。国家鼓励通过商业保险等多种形式对预防接种异常反应受种者予以补偿。

预防接种异常反应补偿应当及时、便民、合理。预防接种异常反应补偿范围、标准、程序由国务院规定，省、自治区、直辖市制定具体实施办法。

第七章　疫苗上市后管理

第五十七条 疫苗上市许可持有人应当建立健全疫苗全生命周期质量管理体系，制定并实施疫苗上市后风险管理计划，开展疫苗上市后研究，对疫苗的安全性、有效性和质量可控性进行进一步确证。

对批准疫苗注册申请时提出进一步研究要求的疫苗，疫苗上市许可持有人应当在规定期限内完成研究；逾期未完成研究或者不能证明其获益大于风险的，国务院药品监督管理部门应当依法处理，直至注销该疫苗的药品注册证书。

第五十八条 疫苗上市许可持有人应当对疫苗进行质量跟踪分析，持续提升质量控制标准，改进生产工艺，提高生产工艺稳定性。

生产工艺、生产场地、关键设备等发生变更的，应当进行评估、验证，按照国务院药品监督管理部门有关变更管理的规定备案或者报告；变更可能影响疫苗安全性、有效性和质量可控性的，应当经国务院药品监督管理部门批准。

第五十九条　疫苗上市许可持有人应当根据疫苗上市后研究、预防接种异常反应等情况持续更新说明书、标签，并按照规定申请核准或者备案。

国务院药品监督管理部门应当在其网站上及时公布更新后的疫苗说明书、标签内容。

第六十条　疫苗上市许可持有人应当建立疫苗质量回顾分析和风险报告制度，每年将疫苗生产流通、上市后研究、风险管理等情况按照规定如实向国务院药品监督管理部门报告。

第六十一条　国务院药品监督管理部门可以根据实际情况，责令疫苗上市许可持有人开展上市后评价或者直接组织开展上市后评价。

对预防接种异常反应严重或者其他原因危害人体健康的疫苗，国务院药品监督管理部门应当注销该疫苗的药品注册证书。

第六十二条　国务院药品监督管理部门可以根据疾病预防、控制需要和疫苗行业发展情况，组织对疫苗品种开展上市后评价，发现该疫苗品种的产品设计、生产工艺、安全性、有效性或者质量可控性明显劣于预防、控制同种疾病的其他疫苗品种的，应当注销该品种所有疫苗的药品注册证书并废止相应的国家药品标准。

第八章　保障措施

第六十三条　县级以上人民政府应当将疫苗安全工作、购买免疫规划疫苗和预防接种工作以及信息化建设等所需经费纳入本级政府预算，保证免疫规划制度的实施。

县级人民政府按照国家有关规定对从事预防接种工作的乡村医生和其他基层医疗卫生人员给予补助。

国家根据需要对经济欠发达地区的预防接种工作给予支持。省、自治区、直辖市人民政府和设区的市级人民政府应当对经济欠发达地区的县级人民政府开展与预防接种相关的工作给予必要的经费补助。

第六十四条　省、自治区、直辖市人民政府根据本行政区域传染病流行趋势，在国务院卫生健康主管部门确定的传染病预防、控制项目范围内，确定本行政区域与预防接种相关的项目，并保证项目的实施。

第六十五条　国务院卫生健康主管部门根据各省、自治区、直辖市国家免疫规划疫苗使用计划，向疫苗上市许可持有人提供国家免疫规划疫苗需求信息，疫苗上市许可持有人根据疫苗需求信息合理安排生产。

疫苗存在供应短缺风险时，国务院卫生健康主管部门、国务院药品监督管理部门提出建议，国务院工业和信息化主管部门、国务院财政部门应当采取有效措施，保障疫苗生产、供应。

疫苗上市许可持有人应当依法组织生产，保障疫苗供应；疫苗上市许可持有人停止疫苗生产的，应当及时向国务院药品监督管理部门或者省、自治区、直辖市人民政府药品监督管理部门报告。

第六十六条　国家将疫苗纳入战略物资储备，实行中央和省级两级储备。

国务院工业和信息化主管部门、财政部门会同国务院卫生健康主管部门、公安部门、市场监督管理部门和药品监督管理部门，根据疾病预防、控制和公共卫生应急准备的需要，加强储备疫苗的产能、产品管理，建立动态调整机制。

第六十七条　各级财政安排用于预防接种的经费应当专款专用，任何单位和个人不得挪用、挤占。

有关单位和个人使用预防接种的经费应当依法接受审计机关的审计监督。

第六十八条　国家实行疫苗责任强制保险制度。

疫苗上市许可持有人应当按照规定投保疫苗责任强制保险。因疫苗质量问题造成受种者损害的，保险公司在承保的责任限额内予以赔付。

疫苗责任强制保险制度的具体实施办法，由国务院药品监督管理部门会同国务院卫生健康主管部门、保险监督管理机构等制定。

第六十九条　传染病暴发、流行时，相关疫苗上市许可持有人应当及时生产和供应预防、控制传染病的疫苗。交通运输单位应当优先运输预防、控制传染病的疫苗。县级以上人民政府及其有关部门应当做好组织、协调、保障工作。

第九章　监督管理

第七十条　药品监督管理部门、卫生健康主管部门按照各自职责对疫苗研制、生产、流通和预防接种全过程进行监督管理，监督疫苗上市许可持有人、疾病预防控制机构、接种单位等依法履行义务。

药品监督管理部门依法对疫苗研制、生产、储存、运输以及预防接种中的疫苗质量进行监督检查。卫生健康主管部门依法对免疫规划制度的实施、预防接种活动进行监督检查。

药品监督管理部门应当加强对疫苗上市许可持有人的现场检查；必要时，可以对为疫苗研制、生产、流通等活动提供产品或者服务的单位和个人进行延伸检查；有关单位和个人应当予以配合，不得拒绝和隐瞒。

第七十一条 国家建设中央和省级两级职业化、专业化药品检查员队伍，加强对疫苗的监督检查。

省、自治区、直辖市人民政府药品监督管理部门选派检查员入驻疫苗上市许可持有人。检查员负责监督检查药品生产质量管理规范执行情况，收集疫苗质量风险和违法违规线索，向省、自治区、直辖市人民政府药品监督管理部门报告情况并提出建议，对派驻期间的行为负责。

第七十二条 疫苗质量管理存在安全隐患，疫苗上市许可持有人等未及时采取措施消除的，药品监督管理部门可以采取责任约谈、限期整改等措施。

严重违反药品相关质量管理规范的，药品监督管理部门应当责令暂停疫苗生产、销售、配送，立即整改；整改完成后，经药品监督管理部门检查符合要求的，方可恢复生产、销售、配送。

药品监督管理部门应当建立疫苗上市许可持有人及其相关人员信用记录制度，纳入全国信用信息共享平台，按照规定公示其严重失信信息，实施联合惩戒。

第七十三条 疫苗存在或者疑似存在质量问题的，疫苗上市许可持有人、疾病预防控制机构、接种单位应当立即停止销售、配送、使用，必要时立即停止生产，按照规定向县级以上人民政府药品监督管理部门、卫生健康主管部门报告。卫生健康主管部门应当立即组织疾病预防控制机构和接种单位采取必要的应急处置措施，同时向上级人民政府卫生健康主管部门报告。药品监督管理部门应当依法采取查封、扣押等措施。对已经销售的疫苗，疫苗上市许可持有人应当及时通知相关疾病预防控制机构、疫苗配送单位、接种单位，按照规定召回，如实记录召回和通知情况，疾病预防控制机构、疫苗配送单位、接种单位应当予以配合。

未依照前款规定停止生产、销售、配送、使用或者召回疫苗的，县级以上人民政府药品监督管理部门、卫生健康主管部门应当按照各自职责责令停止生产、销售、配送、使用或者召回疫苗。

疫苗上市许可持有人、疾病预防控制机构、接种单位发现存在或者疑似存在质量问题的疫苗，不得瞒报、谎报、缓报、漏报，不得隐匿、伪造、毁灭有关证据。

第七十四条 疫苗上市许可持有人应当建立信息公开制度，按照规定在其网站上及时公开疫苗产品信息、说明书和标签、药品相关质量管理规范执行情况、批签发情况、召回情况、接受检查和处罚情况以及投保疫苗责任强制保险情况等信息。

第七十五条 国务院药品监督管理部门会同国务院卫生健康主管部门等建立疫苗质量、预防接种等信息共享机制。

省级以上人民政府药品监督管理部门、卫生健康主管部门等应当按照科学、客观、及时、公开的原则，组织疫苗上市许可持有人、疾病预防控制机构、接种单位、新闻媒体、科研单位等，就疫苗质量和预防接种等信息进行交流沟通。

第七十六条 国家实行疫苗安全信息统一公布制度。

疫苗安全风险警示信息、重大疫苗安全事故及其调查处理信息和国务院确定需要统一公布的其他疫苗安全信息，由国务院药品监督管理部门会同有关部门公布。全国预防接种异常反应报告情况，由国务院卫生健康主管部门会同国务院药品监督管理部门统一公布。未经授权不得发布上述信息。公布重大疫苗安全信息，应当及时、准确、全面，并按照规定进行科学评估，作出必要的解释说明。

县级以上人民政府药品监督管理部门发现可能误导公众和社会舆论的疫苗安全信息，应当立即会同卫生健康主管部门及其他有关部门、专业机构、相关疫苗上市许可持有人等进行核实、分析，并及时公布结果。

任何单位和个人不得编造、散布虚假疫苗安全信息。

第七十七条 任何单位和个人有权依法了解疫苗信息，对疫苗监督管理工作提出意见、建议。

任何单位和个人有权向卫生健康主管部门、药品监督管理部门等部门举报疫苗违法行为，对卫生健康主管部门、药品监督管理部门等部门及其工作人员未依法履行监督管理职责的情况有权向本级或者上级人民政府及其有关部门、监察机关举报。有关部门、机关应当及时核实、处理；对查证属实的举报，按照规定给予举报人奖励；举报人举报所在单位严重违法行为，查证属实的，给予重奖。

第七十八条 县级以上人民政府应当制定疫苗安全事件应急预案，对疫苗安全事件分级、处置组织指挥体系与职责、预防预警机制、处置程序、应急保障措施等作出规定。

疫苗上市许可持有人应当制定疫苗安全事件处置方案，定期检查各项防范措施的落实情况，及时消除安全隐患。

发生疫苗安全事件，疫苗上市许可持有人应当立即向国务院药品监督管理部门或者省、自治区、直辖市人民政府药品监督管理部门报告；疾病预防控制机构、接种单位、医疗机构应当立即向县级以上人民政府卫生健康主管部门、药品监督管理部门报告。药品监督管理部门应当会同卫生健康主管部门按照应急预案的规定，成立疫苗安全事件处置指挥机构，开展医疗救治、风险控制、调查处理、信息发布、解释说明等工作，做好补种等善后处置工作。因质量问题造成的疫苗安全事件的补种费用由疫苗上市许可持有人承担。

有关单位和个人不得瞒报、谎报、缓报、漏报疫苗安全事件，不得隐匿、伪造、毁灭有关证据。

第十章　法律责任

第七十九条 违反本法规定，构成犯罪的，依法从重追究刑事责任。

第八十条 生产、销售的疫苗属于假药的，由省级以上人民政府药品监督管理部门没收违法所得和违法生产、销售的疫苗以及专门用于违法生产疫苗的原料、辅料、包装材料、设备等物品，责令停产停业整顿，吊销药品注册证书，直至吊销药品生产许可证等，并处违法生产、销售疫苗货值金额十五倍以上五十倍以下的罚款，货值金额不足五十万元的，按五十万元计算。

生产、销售的疫苗属于劣药的，由省级以上人民政府药品监督管理部门没收违法所得和违法生产、销售的疫苗以及专门用于违法生产疫苗的原料、辅料、包装材料、设备等物品，责令停产停业整顿，并处违法生产、销售疫苗货值金额十倍以上三十倍以下的罚款，货值金额不足五十万元的，按五十万元计算；情节严重的，吊销药品注册证书，直至吊销药品生产许可证等。

生产、销售的疫苗属于假药，或者生产、销售的疫苗属于劣药且情节严重的，由省级以上人民政府药品监督管理部门对法定代表人、主要负责人、直接负责的主管人员和关键岗位人员以及其他责任人员，没收违法行为发生期间自本单位所获收入，并处所获收入一倍以上十倍以下的罚款，终身禁止从事药品生产经营活动，由公安机关处五日以上十五日以下拘留。

第八十一条　有下列情形之一的，由省级以上人民政府药品监督管理部门没收违法所得和违法生产、销售的疫苗以及专门用于违法生产疫苗的原料、辅料、包装材料、设备等物品，责令停产停业整顿，并处违法生产、销售疫苗货值金额十五倍以上五十倍以下的罚款，货值金额不足五十万元的，按五十万元计算；情节严重的，吊销药品相关批准证明文件，直至吊销药品生产许可证等，对法定代表人、主要负责人、直接负责的主管人员和关键岗位人员以及其他责任人员，没收违法行为发生期间自本单位所获收入，并处所获收入百分之五十以上十倍以下的罚款，十年内直至终身禁止从事药品生产经营活动，由公安机关处五日以上十五日以下拘留：

（一）申请疫苗临床试验、注册、批签发提供虚假数据、资料、样品或者有其他欺骗行为；

（二）编造生产、检验记录或者更改产品批号；

（三）疾病预防控制机构以外的单位或者个人向接种单位供应疫苗；

（四）委托生产疫苗未经批准；

（五）生产工艺、生产场地、关键设备等发生变更按照规定应当经批准而未经批准；

（六）更新疫苗说明书、标签按照规定应当经核准而未经核准。

第八十二条 除本法另有规定的情形外，疫苗上市许可持有人或者其他单位违反药品相关质量管理规范的，由县级以上人民政府药品监督管理部门责令改正，给予警告；拒不改正的，处二十万元以上五十万元以下的罚款；情节严重的，处五十万元以上三百万元以下的罚款，责令停产停业整顿，直至吊销药品相关批准证明文件、药品生产许可证等，对法定代表人、主要负责人、直接负责的主管人员和关键岗位人员以及其他责任人员，没收违法行为发生期间自本单位所获收入，并处所获收入百分之五十以上五倍以下的罚款，十年内直至终身禁止从事药品生产经营活动。

第八十三条 违反本法规定，疫苗上市许可持有人有下列情形之一的，由省级以上人民政府药品监督管理部门责令改正，给予警告；拒不改正的，处二十万元以上五十万元以下的罚款；情节严重的，责令停产停业整顿，并处五十万元以上二百万元以下的罚款：

（一）未按照规定建立疫苗电子追溯系统；

（二）法定代表人、主要负责人和生产管理负责人、质量管理负责人、质量受权人等关键岗位人员不符合规定条件或者未按照规定对其进行培训、考核；

（三）未按照规定报告或者备案；

（四）未按照规定开展上市后研究，或者未按照规定设立机构、配备人员主动收集、跟踪分析疑似预防接种异常反应；

（五）未按照规定投保疫苗责任强制保险；

（六）未按照规定建立信息公开制度。

第八十四条 违反本法规定，批签发机构有下列情形之一的，由国务院药品监督管理部门责令改正，给予警告，对主要负责人、直接负责的主管人员和其他直接责任人员依法给予警告直至降级处分：

（一）未按照规定进行审核和检验；

（二）未及时公布上市疫苗批签发结果；

（三）未按照规定进行核实；

（四）发现疫苗存在重大质量风险未按照规定报告。

违反本法规定，批签发机构未按照规定发给批签发证明或者不予批签发通知书的，由国务院药品监督管理部门责令改正，给予警告，对主要负责人、直接负责的主管人员和其他直接责任人员依法给予降级或者撤职处分；情节严重的，对主要负责人、直接负责的主管人员和其他直接责任人员依法给予开除处分。

第八十五条 疾病预防控制机构、接种单位、疫苗上市许可持有人、疫苗配送单位违反疫苗储存、运输管理规范有关冷链储存、运输要求的，由县级以上人民政府药品监督管理部门责令改正，给予警告，对违法储存、运输的疫苗予以销毁，没收违法所得；拒不改正的，对接种单位、疫苗上市许可持有人、疫苗配送单位处二十万元以上一百万元以下的罚款；情节严重的，对接种单位、疫苗上市许可持有人、疫苗配送单位处违法储存、运输疫苗货值金额十倍以上三十倍以下的罚款，货值金额不足十万元的，按十万元计算，责令疫苗上市许可持有人、疫苗配送单位停产停业整顿，直至吊销药品相关批准证明文件、药品生产许可证等，对疫苗上市许可持有人、疫苗配送单位的法定代表人、主要负责人、直接负责的主管人员和关键岗位人员以及其他责任人员依照本法第八十二条规定给予处罚。

疾病预防控制机构、接种单位有前款规定违法行为的，由县级以上人民政府卫生健康主管部门对主要负责人、直接负责的主管人员和其他直接责任人员依法给予警告直至撤职处分，责令负有责任的医疗卫生人员暂停一年以上十八个月以下执业活动；造成严重后果的，对主要负责人、直接负责的主管人员和其他直接责任人员依法给予开除处分，并可以吊销接种单位的接种资格，由原发证部门吊销负有责任的医疗卫生人员的执业证书。

第八十六条 疾病预防控制机构、接种单位、疫苗上市许可持有人、疫苗配送单位有本法第八十五条规定以外的违反疫苗储存、运输管理规范行为的，由县级以上人民政府药品监督管理部门责令改正，给予警告，没收违法所得；拒不改正的，对接种单位、疫苗上市许可持有人、疫苗配送单位处十万元以上三十万元以下的罚款；情节严重的，对接种单位、疫苗上市许可持有人、疫苗配送单位处违法储存、运输疫苗货值金额三倍以上十倍以下的罚款，货值金额不足十万元的，按十万元计算。

疾病预防控制机构、接种单位有前款规定违法行为的，县级以上人民政府卫生健康主管部门可以对主要负责人、直接负责的主管人员和其他直接责任人员依法给予警告直至撤职处分，责令负有责任的医疗卫生人员暂停六个月以上一年以下执业活动；造成严重后果的，对主要负责人、直接负责的主管人员和其他直接责任人员依法给予开除处分，由原发证部门吊销负有责任的医疗卫生人员的执业证书。

第八十七条 违反本法规定，疾病预防控制机构、接种单位有下列情形之一的，由县级以上人民政府卫生健康主管部门责令改正，给予警告，没收违法所得；情节严重的，对主要负责人、直接负责的主管人员和其他直接责任人员依法给予警告直至撤职处分，责令负有责任的医疗卫生人员暂停一年以上十八个月以下执业活动；造成严重后果的，对主要负责人、直接负责的主管人员和其他直接责任人员依法给予开除处分，由原发证部门吊销负有责任的医疗卫生人员的执业证书：

（一）未按照规定供应、接收、采购疫苗；

（二）接种疫苗未遵守预防接种工作规范、免疫程序、疫苗使用指导原则、接种方案；

（三）擅自进行群体性预防接种。

第八十八条 违反本法规定，疾病预防控制机构、接种单位有下列情形之一的，由县级以上人民政府卫生健康主管部门责令改正，给予警告；情节严重的，对主要负责人、直接负责的主管人员和其他直接责任人员依法给予警告直至撤职处分，责令负有责任的医疗卫生人员暂停六个月以上一年以下执业活动；造成严重后果的，对主要负责人、直接负责的主管人员和其他直接责任人员依法给予开除处分，由原发证部门吊销负有责任的医疗卫生人员的执业证书：

（一）未按照规定提供追溯信息；

（二）接收或者购进疫苗时未按照规定索取并保存相关证明文件、温度监测记录；

（三）未按照规定建立并保存疫苗接收、购进、储存、配送、供应、接种、处置记录；

（四）未按照规定告知、询问受种者或者其监护人有关情况。

第八十九条 疾病预防控制机构、接种单位、医疗机构未按照规定报告疑似预防接种异常反应、疫苗安全事件等，或者未按照规定对疑似预防接种异常反应组织调查、诊断等的，由县级以上人民政府卫生健康主管部门责令改正，给予警告；情节严重的，对接种单位、医疗机构处五万元以上五十万元以下的罚款，对疾病预防控制机构、接种单位、医疗机构的主要负责人、直接负责的主管人员和其他直接责任人员依法给予警告直至撤职处分；造成严重后果的，对主要负责人、直接负责的主管人员和其他直接责任人员依法给予开除处分，由原发证部门吊销负有责任的医疗卫生人员的执业证书。

第九十条 疾病预防控制机构、接种单位违反本法规定收取费用的，由县级以上人民政府卫生健康主管部门监督其将违法收取的费用退还给原缴费的单位或者个人，并由县级以上人民政府市场监督管理部门依法给予处罚。

第九十一条 违反本法规定，未经县级以上地方人民政府卫生健康主管部门指定擅自从事免疫规划疫苗接种工作、从事非免疫规划疫苗接种工作不符合条件或者未备案的，由县级以上人民政府卫生健康主管部门责令改正，给予警告，没收违法所得和违法持有的疫苗，责令停业整顿，并处十万元以上一百万元以下的罚款，对主要负责人、直接负责的主管人员和其他直接责任人员依法给予处分。

违反本法规定，疾病预防控制机构、接种单位以外的单位或者个人擅自进行群体性预防接种的，由县级以上人民政府卫生健康主管部门责令改正，没收违法所得和违法持有的疫苗，并处违法持有的疫苗货值金额十倍以上三十倍以下的罚款，货值金额不足五万元的，按五万元计算。

第九十二条 监护人未依法保证适龄儿童按时接种免疫规划疫苗的，由县级人民政府卫生健康主管部门批评教育，责令改正。

托幼机构、学校在儿童入托、入学时未按照规定查验预防接种证，或者发现未按照规定接种的儿童后未向接种单位报告的，由县级以上地方人民政府教育行政部门责令改正，给予警告，对主要负责人、直接负责的主管人员和其他直接责任人员依法给予处分。

第九十三条　编造、散布虚假疫苗安全信息，或者在接种单位寻衅滋事，构成违反治安管理行为的，由公安机关依法给予治安管理处罚。

报纸、期刊、广播、电视、互联网站等传播媒介编造、散布虚假疫苗安全信息的，由有关部门依法给予处罚，对主要负责人、直接负责的主管人员和其他直接责任人员依法给予处分。

第九十四条　县级以上地方人民政府在疫苗监督管理工作中有下列情形之一的，对直接负责的主管人员和其他直接责任人员依法给予降级或者撤职处分；情节严重的，依法给予开除处分；造成严重后果的，其主要负责人应当引咎辞职：

（一）履行职责不力，造成严重不良影响或者重大损失；

（二）瞒报、谎报、缓报、漏报疫苗安全事件；

（三）干扰、阻碍对疫苗违法行为或者疫苗安全事件的调查；

（四）本行政区域发生特别重大疫苗安全事故，或者连续发生重大疫苗安全事故。

第九十五条　药品监督管理部门、卫生健康主管部门等部门在疫苗监督管理工作中有下列情形之一的，对直接负责的主管人员和其他直接责任人员依法给予降级或者撤职处分；情节严重的，依法给予开除处分；造成严重后果的，其主要负责人应当引咎辞职：

（一）未履行监督检查职责，或者发现违法行为不及时查处；

（二）擅自进行群体性预防接种；

（三）瞒报、谎报、缓报、漏报疫苗安全事件；

（四）干扰、阻碍对疫苗违法行为或者疫苗安全事件的调查；

（五）泄露举报人的信息；

（六）接到疑似预防接种异常反应相关报告，未按照规定组织调查、处理；

（七）其他未履行疫苗监督管理职责的行为，造成严重不良影响或者重大损失。

第九十六条　因疫苗质量问题造成受种者损害的，疫苗上市许可持有人应当依法承担赔偿责任。

疾病预防控制机构、接种单位因违反预防接种工作规范、免疫程序、疫苗使用指导原则、接种方案，造成受种者损害的，应当依法承担赔偿责任。

第十一章 附 则

第九十七条 本法下列用语的含义是：

免疫规划疫苗，是指居民应当按照政府的规定接种的疫苗，包括国家免疫规划确定的疫苗，省、自治区、直辖市人民政府在执行国家免疫规划时增加的疫苗，以及县级以上人民政府或者其卫生健康主管部门组织的应急接种或者群体性预防接种所使用的疫苗。

非免疫规划疫苗，是指由居民自愿接种的其他疫苗。

疫苗上市许可持有人，是指依法取得疫苗药品注册证书和药品生产许可证的企业。

第九十八条 国家鼓励疫苗生产企业按照国际采购要求生产、出口疫苗。

出口的疫苗应当符合进口国（地区）的标准或者合同要求。

第九十九条 出入境预防接种及所需疫苗的采购，由国境卫生检疫机关商国务院财政部门另行规定。

第一百条 本法自2019年12月1日起施行。

国务院办公厅关于加快推进重要产品追溯体系建设的意见

国办发〔2015〕95号

各省、自治区、直辖市人民政府，国务院各部委、各直属机构：

追溯体系建设是采集记录产品生产、流通、消费等环节信息，实现来源可查、去向可追、责任可究，强化全过程质量安全管理与风险控制的有效措施。近年来，各地区和有关部门围绕食用农产品、食品、药品、稀土产品等重要产品，积极推动应用物联网、云计算等现代信息技术建设追溯体系，在提升企业质量管理能力、促进监管方式创新、保障消费安全等方面取得了积极成效。但是，也存在统筹规划滞后、制度标准不健全、推进机制不完善等问题。为加快应用现代信息技术建设重要产品追溯体系，经国务院同意，现提出以下意见：

一、总体要求

（一）**指导思想**。贯彻落实党的十八大和十八届二中、三中、四中、五中全会精神，按照国务院决策部署，坚持以落实企业追溯管理责任为基础，以推进信息化追溯为方向，加强统筹规划，健全标准规范，创新推进模式，强化互通共享，加快建设覆盖全国、先进适用的重要产品追溯体系，促进质量安全综合治理，提升产品质量安全与公共安全水平，更好地满足人民群众生活和经济社会发展需要。

（二）**基本原则**。坚持政府引导与市场化运作相结合，发挥企业主体作用，调动各方面积极性；坚持统筹规划与属地管理相结合，加强指导协调，层层落实责任；坚持形式多样与互联互通相结合，促进开放共享，提高运行效率；坚持政府监管与社会共治相结合，创新治理模式，保障消费安全和公共安全。

（三）**主要目标**。到2020年，追溯体系建设的规划标准体系得到完善，法规制度进一步健全；全国追溯数据统一共享交换机制基本形成，初步实现有关部门、地区和企业追溯信息互通共享；食用农产品、食品、药品、农业生产资料、特种设备、危险品、稀土产品等重要产品生产经营企业追溯意识显著增强，采用信息技术建设追溯体系的企业比例大幅提高；社会公众对追溯产品的认知度和接受度逐步提升，追溯体系建设市场环境明显改善。

二、统一规划，分类推进

（四）**做好统筹规划**。按照食品安全法、农产品质量安全法、药品管理法、特种设备安全法和民用爆炸物品安全管理条例等法律法规规定，围绕对人民群众生命财产安全和公共安全有重大影响的产品，统筹规划全国重要产品追溯体系建设。当前及今后一个时期，要将食用农产品、食品、药品、农业生产资料、特种设备、危险品、稀土产品等作为重点，分类指导、分步实施，推动生产经营企业加快建设追溯体系。各地要结合实际制定实施规划，确定追溯体系建设的重要产品名录，明确建设目标、工作任务和政策措施。

（五）**推进食用农产品追溯体系建设**。建立食用农产品质量安全全程追溯协作机制，以责任主体和流向管理为核心、以追溯码为载体，推动追溯管理与市场准入相衔接，实现食用农产品"从农田到餐桌"全过程追溯管理。推动农产品生产经营者积极参与国家农产品质量安全追溯管理信息平台运行。中央财政资金支持开展肉类、蔬菜、中药材等产品追溯体系建设的地区，要大力创新建设管理模式，加快建立保障追溯体系高效运行的长效机制。

（六）**推进食品追溯体系建设**。围绕婴幼儿配方食品、肉制品、乳制品、食用植物油、白酒等食品，督促和指导生产企业依法建立质量安全追溯体系，切实落实质量安全主体责任。推动追溯链条向食品原料供应环节延伸，实行全产业链可追溯管理。鼓励自由贸易试验区开展进口乳粉、红酒等产品追溯体系建设。

（七）**推进药品追溯体系建设**。以推进药品全品种、全过程追溯与监管为主要内容，建设完善药品追溯体系。在完成药品制剂类品种电子监管的基础上，逐步推广到原料药（材）、饮片等类别药品。抓好经营环节电子监管全覆盖工作，推进医疗信息系统与国家药品电子监管系统对接，形成全品种、全过程完整追溯与监管链条。

（八）**推进主要农业生产资料追溯体系建设**。以农药、兽药、饲料、肥料、种子等主要农业生产资料登记、生产、经营、使用环节全程追溯监管为主要内容，建立农业生产资料电子追溯码标识制度，建设主要农业生产资料追溯体系，实施全程追溯管理，保障农业生产安全、农产品质量安全、生态环境安全和人民生命安全。

（九）**开展特种设备和危险品追溯体系建设**。以电梯、气瓶等产品为重点，严格落实特种设备安全技术档案管理制度，推动企业对电梯产品的制造、安装、维护保养、检验以及气瓶产品的制造、充装、检验等过程信息进行记录，建立特种设备安全管理追溯体系。以民用爆炸物品、烟花爆竹、易制爆危险化学品、剧毒化学品等产品为重点，开展生产、经营、储存、运输、使用和销毁全过程信息化追溯体系建设。

（十）**开展稀土产品追溯体系建设**。以稀土矿产品、稀土冶炼分离产品为重点，以生产经营台账、产品包装标识等为主要内容，加快推进稀土产品追溯体系建设，实现稀土产品从开采、冶炼分离到流通、出口全过程追溯管理。

三、统一标准，互联互通

（十一）**完善标准规范**。结合追溯体系建设实际需要，科学规划食用农产品、食品、药品、农业生产资料、特种设备、危险品、稀土产品追溯标准体系。针对不同产品生产流通特性，制订相应的建设规范，明确基本要求，采用简便适用的追溯方式。以确保不同环节信息互联互通、产品全过程通查通识为目标，抓紧制定实施一批关键共性标准，统一数据采集指标、传输格式、接口规范及编码规则。加强标准制定工作统筹，确保不同层级、不同类别的标准相协调。

（十二）**发挥认证作用**。探索以认证认可加强追溯体系建设，鼓励有关机构将追溯管理作为重要评价要求，纳入现有的质量管理体系、食品安全管理体系、药品生产质量管理规范、药品经营质量管理规范、良好农业操作规范、良好生产规范、危害分析与关键控制点体系、有机产品等认证，为广大生产经营企业提供市场化认证服务。适时支持专业的第三方认证机构探索建立追溯管理体系专门认证制度。相关部门可在管理工作中积极采信第三方认证结果，带动生产经营企业积极通过认证手段提升产品追溯管理水平。

（十三）**推进互联互通。**建立完善政府追溯数据统一共享交换机制，积极探索政府与社会合作模式，推进各类追溯信息互通共享。有关部门和地区可根据需要，依托已有设施建设行业或地区追溯管理信息平台。鼓励生产经营企业、协会和第三方平台接入行业或地区追溯管理信息平台，实现上下游信息互联互通。开通统一的公共服务窗口，创新查询方式，面向社会公众提供追溯信息一站式查询服务。

四、多方参与，合力推进

（十四）**强化企业主体责任。**生产经营企业要严格遵守有关法律法规规定，建立健全追溯管理制度，切实履行主体责任。鼓励采用物联网等技术手段采集、留存信息，建立信息化的追溯体系。批发、零售、物流配送等流通企业要发挥供应链枢纽作用，带动生产企业共同打造全过程信息化追溯链条。企业间要探索建立多样化的协作机制，通过联营、合作、交叉持股等方式建立信息化追溯联合体。电子商务企业要与线下企业紧密融合，建设基于统一编码技术、线上线下一体的信息化追溯体系。外贸企业要兼顾国内外市场需求，建设内外一体的进出口信息化追溯体系。

（十五）**发挥政府督促引导作用。**有关部门要加强对生产经营企业的监督检查，督促企业严格遵守追溯管理制度，建立健全追溯体系。围绕追溯体系建设的重点、难点和薄弱环节，开展形式多样的示范创建活动。已列入有关部门开展的农产品质量安全、食品药品安全、质量强市、质量提升等创建活动的地区，尤其要加大示范创建力度，创造可复制可推广的经验。有条件的地方可针对部分安全风险隐患大、社会反映强烈的产品，在本行政区域内依法强制要求生产经营企业采用信息化手段建设追溯体系。

（十六）**支持协会积极参与。**行业协会要深入开展有关法律法规和标准宣传贯彻活动，创新自律手段和机制，推动会员企业提高积极性，主动建设追溯体系，形成有效的自律推进机制。有条件的行业协会可投资建设追溯信息平台，采用市场化方式引导会员企业建设追溯体系，形成行业性示范品牌。支持有条件的行业协会提升服务功能，为会员企业建设追溯体系提供专业化服务。

（十七）**发展追溯服务产业。** 支持社会力量和资本投入追溯体系建设，培育创新创业新领域。支持有关机构建设第三方追溯平台，采用市场化方式吸引企业加盟，打造追溯体系建设的众创空间。探索通过政府和社会资本合作（PPP）模式建立追溯体系云服务平台，为广大中小微企业提供信息化追溯管理云服务。支持技术研发、系统集成、咨询、监理、测试及大数据分析应用等机构积极参与，为企业追溯体系建设及日常运行管理提供专业服务，形成完善的配套服务产业链。

五、挖掘价值，扩大应用

（十八）**促进质量安全综合治理。** 推进追溯体系与检验检测体系、企业内部质量管理体系对接，打造严密的全过程质量安全管控链条。发挥追溯信息共享交换机制作用，创新质量安全和公共安全监管模式，探索实施产品全过程智能化"云监管"。构建大数据监管模型，完善预测预警机制，严防重要产品发生区域性、系统性安全风险。充分挖掘追溯数据在企业质量信用评价中的应用价值，完善质量诚信自律机制。建立智能化的产品质量安全投诉、责任主体定位、销售范围及影响评估、问题产品召回及应急处置等机制，调动公众参与质量安全和公共安全治理的积极性。

（十九）**促进消费转型升级。** 加大宣传力度，传播追溯理念，培育追溯文化，推动形成关心追溯、支持追溯的社会氛围。逐步建立与认证认可相适应的标识标记制度，方便消费者识别。探索建立产品质量安全档案和质量失信"黑名单"，适时发布消费提示，引导消费者理性消费。加大可追溯产品推广力度，推动大型连锁超市、医院和团体消费单位等主动采购可追溯产品，营造有利于可追溯产品消费的市场环境。

（二十）**促进产业创新发展。** 加强追溯大数据分析与成果应用，为经济调节和产业发展提供决策支持。在依法加强安全保障和商业秘密保护的前提下，逐步推动追溯数据资源向社会有序开放，鼓励商业化增值应用。鼓励生产经营企业以追溯体系建设带动品牌创建和商业模式创新。鼓励生产经营企业利用追溯体系进行市场预测与精准营销，更好地开拓国内外市场。推动农产品批发市场、集贸市场、菜市场等集中交易场所结合追溯体系建设，发展电子结算、智慧物流和电子商务，实现创新发展。

六、完善制度，强化保障

（二十一）**完善法规制度**。制修订有关法律法规和规章，进一步完善追溯管理制度，细化明确生产经营者责任和义务。研究制定农产品质量安全追溯管理办法，细化农产品追溯管理和市场准入工作机制。针对建立信息化追溯体系的企业，研究建立健全相应的随机抽查与监管制度，提高监管效率。研究制定追溯数据共享、开放、保护等管理办法，加强对数据采集、传输、存储、交换、利用、开放的规范管理。

（二十二）**加强政策支持**。推动建立多元化的投资建设机制，加大政策支持力度，带动社会资本投入。鼓励金融机构加强和改进金融服务，为开展追溯体系建设的企业提供信贷支持和产品责任保险。政府采购在同等条件下优先采购可追溯产品。完善追溯技术研发与相关产业促进政策。

（二十三）**落实工作责任**。地方各级人民政府要将重要产品追溯体系建设作为一项重要的民生工程和公益性事业，结合实际研究制定具体实施方案，明确任务目标及工作重点，出台有针对性的政策措施，落实部门职责分工及进度安排，确保各项任务落到实处。有关部门要按照职责分工，加强协调，密切配合，共同推进。商务部要会同有关部门加强对地方工作的检查指导。

国务院办公厅

2015年12月30日

国家药监局关于药品信息化
追溯体系建设的指导意见

国药监药管〔2018〕35号

为贯彻落实《国务院办公厅关于加快推进重要产品追溯体系建设的意见》（国办发〔2015〕95号），进一步提高药品质量安全保障水平，根据《食品药品监管总局关于推动食品药品生产经营者完善追溯体系的意见》（食药监科〔2016〕122号）和商务部等部门《关于推进重要产品信息化追溯体系建设的指导意见》（商秩发〔2017〕53号）等有关规定，现就建立药品信息化追溯体系提出如下指导意见。

一、指导思想

按照党中央、国务院决策部署，以保障公众用药安全为目标，以落实企业主体责任为基础，以实现"一物一码，物码同追"为方向，加快推进药品信息化追溯体系建设，强化追溯信息互通共享，实现全品种、全过程追溯，促进药品质量安全综合治理，提升药品质量安全保障水平。

二、工作目标

药品上市许可持有人、生产企业、经营企业、使用单位通过信息化手段建立药品追溯系统，及时准确记录、保存药品追溯数据，形成互联互通药品追溯数据链，实现药品生产、流通和使用全过程来源可查、去向可追；有效防范非法药品进入合法渠道；确保发生质量安全风险的药品可召回、责任可追究。

药品生产、流通和使用等环节共同建成覆盖全过程的药品追溯系统，药品上市许可持有人、生产企业、经营企业、使用单位质量管理水平明显提升，药品监督管理部门的监管信息化水平和监管效率逐步提高，行业协会积极发挥药品信息化追溯体系建设的桥梁纽带和引领示范作用，实现药品信息化追溯数据社会公众可自主查验，提升全社会对药品信息化追溯的认知度。

三、基本原则

（一）**药品上市许可持有人、生产企业、经营企业、使用单位各负其责。**药品上市许可持有人、生产企业、经营企业、使用单位是药品质量安全的责任主体，负有追溯义务。药品上市许可持有人和生产企业承担药品追溯系统建设的主要责任，药品经营企业和使用单位应当配合药品上市许可持有人和生产企业，建成完整药品追溯系统，履行各自追溯责任。

（二）**部门监督指导。**药品监督管理部门根据有关法规与技术标准，监督药品上市许可持有人、生产企业、经营企业、使用单位建立药品追溯系统，指导行业协会在药品信息化追溯体系建设中发挥积极作用。

（三）**分类分步实施。**充分考虑药品上市许可持有人、生产企业、经营企业、使用单位的数量、规模和管理水平，以及行业发展实际，坚持企业建立的原则，逐步有序推进。

（四）**各方统筹协调。**按照属地管理原则，药品监督管理部门要在地方政府统一领导下，注重同市场监管、工信、商务、卫生健康、医保等部门统筹协调、密切合作，促进药品信息化追溯体系协同管理、资源共享。

四、适用范围

本指导意见适用于药品上市许可持有人、生产企业、经营企业、使用单位建立药品信息化追溯系统及药品监督管理部门的监督检查。

五、工作任务

（一）**编制统一信息化追溯标准。**结合药品信息化追溯体系建设实际需要，国家药品监督管理局规划确立药品信息化追溯标准体系，明确基本要求，发布追溯体系建设指南、统一药品追溯编码要求、数据及交换标准。

（二）**建设信息化药品追溯体系**。药品信息化追溯体系是药品上市许可持有人、生产企业、经营企业、使用单位、药品监督管理部门、消费者等与药品质量安全相关的追溯相关方，通过信息化手段，对药品生产、流通和使用等各环节的信息进行追踪、溯源的有机整体。药品上市许可持有人、生产企业、经营企业、使用单位要遵守相关法规和技术标准，建立健全信息化追溯管理制度，切实履行主体责任。药品上市许可持有人、生产企业、经营企业、使用单位应当按照质量管理规范要求对相关活动进行记录，记录应当真实、准确、完整、防篡改和可追溯，并应按照监管要求，向监管部门提供相关数据；要通过药品追溯系统实现追溯信息存储、交换、互联互通，为社会公众提供信息查询。药品上市许可持有人和生产企业可以自建药品信息化追溯系统，也可以采用第三方技术机构的服务。药品经营企业和使用单位应配合药品上市许可持有人和生产企业建设追溯系统，并将相应追溯信息上传到追溯系统。

药品上市许可持有人和生产企业应履行药品信息化追溯管理责任，按照统一药品追溯编码要求，对产品各级销售包装单元赋以唯一追溯标识，以实现信息化追溯。药品上市许可持有人和生产企业在销售药品时，应向下游企业或医疗机构提供相关追溯信息，以便下游企业或医疗机构验证反馈。药品上市许可持有人和生产企业要能及时、准确获得所生产药品的流通、使用等全过程信息。

药品批发企业在采购药品时，向上游企业索取相关追溯信息，在药品验收时进行核对，并将核对信息反馈上游企业；在销售药品时，应向下游企业或医疗机构提供相关追溯信息。

药品零售和使用单位在采购药品时，向上游企业索取相关追溯信息，在药品验收时进行核对，并将核对信息反馈上游企业；在销售药品时，应保存销售记录明细，并及时调整售出药品的相应状态标识。

鼓励信息技术企业作为第三方技术机构，为药品上市许可持有人、生产企业、经营企业、使用单位提供药品追溯信息技术服务。

（三）**推进追溯信息互联互通**。国家药品监督管理局建立全国药品信息化追溯协同服务平台，不断完善药品追溯数据交换、共享机制。鼓励药品上市许可持有人、生产企业、经营企业、使用单位、行业协会、第三方服务机构、行政管理部门通过药品追溯协同服务平台，实现药品信息化追溯各方互联互通。鼓励企业创新查询方式，面向社会公众提供药品追溯数据查询服务。

（四）**拓展药品追溯数据价值。**各级药品监督管理部门基于药品信息化追溯体系构建大数据监管系统，创新药品安全监管手段，探索实施药品全过程信息化、智能化监管，完善风险预警机制。充分发挥药品追溯数据在问题产品召回及应急处置工作中的作用，进一步挖掘药品追溯数据在监督检查、产品抽检和日常监管中的应用价值。

药品追溯数据"谁产生、谁所有"，未经所有方授权，其他各方不得泄露。鼓励相关方按照合法合规方式，利用药品追溯数据为社会服务。

（五）**建立数据安全机制。**药品追溯各相关方应从制度上、技术上保证药品追溯数据真实、准确、完整、不可篡改和可追溯。药品追溯数据记录和凭证保存期限应不少于五年。应明确专职部门及人员负责药品追溯数据管理，确保数据安全、防止数据泄露。

（六）**药品监督管理部门应指导和监督追溯体系建设。**药品监督管理部门应履行指导和监管责任，根据监管需求，建设追溯监管系统。省级药品监督管理部门应依照相关法律、法规与标准，结合行政区域实际，制定具体措施，明确各级责任。

地方药品监督管理部门应加强对药品上市许可持有人、生产企业、经营企业、使用单位建立信息化追溯系统情况监督检查，督促相关单位严格遵守追溯管理制度，建立健全追溯体系。对于没有按照要求建立追溯系统、追溯系统不能有效运行的，要依照相关法律法规等规定严肃处理。

六、有关要求

（一）**明确重点，分步实施。**各省（区、市）药品监督管理部门可结合监管实际制定实施规划，按药品剂型、类别分步推进药品信息化追溯体系建设。疫苗、麻醉药品、精神药品、药品类易制毒化学品、血液制品等重点产品应率先建立药品信息化追溯体系；基本药物、医保报销药物等消费者普遍关注的产品尽快建立药品信息化追溯体系；其他药品逐步纳入药品信息化追溯体系。

（二）**加强引导，社会共治**。地方监管部门要加强政策引导，督促企业落实主体责任，推动药品生产流通使用各环节的信息化追溯体系建设，并适时对接国家信用体系。要创新工作机制，调动各方面积极性，发挥行业自律作用，推动药品信息化追溯体系建设纳入行业发展规划。要加强舆论正面宣传，发挥媒体作用，培养公众的药品信息化追溯意识，努力形成人人参与的良好工作氛围。

国家药监局

2018年10月31日

国家药监局综合司 国家卫生健康委办公厅关于做好疫苗信息化追溯体系建设工作的通知

药监综药管〔2019〕103号

各省、自治区、直辖市药品监督管理局、卫生健康委，新疆生产建设兵团药品监督管理局、卫生健康委，各有关单位：

为贯彻落实《中华人民共和国疫苗管理法》（以下简称《疫苗管理法》）和《国务院办公厅关于加快推进重要产品追溯体系建设的意见》（国办发〔2015〕95号），切实保护公众健康，现就做好疫苗信息化追溯体系建设有关工作通知如下：

一、总体要求

贯彻落实《疫苗管理法》以及党中央、国务院关于建立疫苗全程电子追溯制度的决策部署，积极推动建立覆盖疫苗生产、流通和预防接种全过程的信息化追溯体系，实现全部疫苗全过程可追溯，做到来源可查、去向可追、责任可究，提高疫苗监管工作水平和效率，切实保障疫苗质量安全。

二、主要任务

（一）建立统一的追溯标准和规范。《疫苗管理法》要求，国家药监局会同国家卫生健康委制定统一的疫苗追溯标准和规范。目前，疫苗信息化追溯体系建设所需标准已全部发布实施，包括《药品信息化追溯体系建设导则》《药品追溯码编码要求》《药品追溯系统基本技术要求》《疫苗追溯基本数据集》《疫苗追溯数据交换基本技术要求》5个标准。其中，《药品信息化追溯体系建设导则》《药品追溯码编码要求》《药品追溯系统基本技术要求》是3个基础通用标准，《疫苗追溯基本数据集》《疫苗追溯数据交换基本技术要求》2个标准对疫苗追溯参与方提出了追溯信息采集、存储、传输和交换的具体技术要求。

（二）建立疫苗追溯协同服务平台和监管系统。国家药监局负责建设疫苗追溯协同服务平台（以下简称协同平台），在疫苗信息化追溯体系中发挥"桥梁"和"枢纽"作用，连接免疫规划信息系统和疫苗信息化追溯系统，整合疫苗生产、流通和预防接种全过程追溯信息；为疫苗信息化追溯系统提供地址解析服务，实现疫苗全程可追溯。

国家药监局和各省级药品监管部门分别建设国家和省级疫苗信息化追溯监管系统，根据监管需求采集数据，监控疫苗流向，充分发挥追溯信息在日常监管、风险防控、产品召回、应急处置等监管工作中的作用。

（三）建立省级免疫规划信息系统。各省级卫生健康部门负责建立符合疫苗信息化追溯标准的省级免疫规划信息系统，并与协同平台相衔接。督促完成行政区域内预防接种单位信息系统的改造。通过该系统验证本省内疫苗采购入库信息，依法如实记录本省疫苗流通、库存、预防接种等追溯信息，并按标准向协同平台提供追溯信息。

（四）建立疫苗信息化追溯系统。上市许可持有人承担疫苗信息化追溯系统建设的主要责任，按照"一物一码、物码同追"的原则建立疫苗信息化追溯系统，并与协同平台相衔接；要对所生产疫苗进行赋码，提供疫苗各级包装单元生产、流通追溯数据，实现疫苗追溯信息可查询。上市许可持有人可以自建也可通过第三方技术机构建立疫苗信息化追溯系统。疫苗信息化追溯系统应当满足有关标准规范，满足公众查询需求。

进口疫苗上市许可持有人可委托进口疫苗代理企业履行上述责任。

疫苗配送单位应当按照疫苗储存、运输管理相关要求，在完成疫苗配送业务的同时，根据合同约定向委托方提供相关追溯数据。

（五）社会参与方提供技术服务。信息技术企业、行业组织等单位可作为第三方技术机构，提供疫苗信息化追溯专业服务。相关发码机构应有明确的编码规则，并协助药品上市许可持有人将其基本信息、编码规则、药品标识等相关信息向协同平台备案，确保药品追溯码的唯一性和准确性。

三、保障措施

（一）**高度重视，抓紧落实**。各相关部门、单位接到本通知后，要高度重视、立即行动、抓紧部署，按照各自责任加快推进疫苗信息化追溯体系建设。各省级药监部门、卫生健康部门要依法依职责加强对本辖区上市许可持有人、进口疫苗代理企业、配送单位、疾病预防控制机构和接种单位的监督检查，督促落实追溯体系建设要求和追溯责任，要将追溯体系建设情况、追溯信息提供情况纳入日常监督检查项目；要建立沟通协调机制，成立联合工作小组，保障疫苗信息化追溯体系建设工作顺利开展。

（二）**先行先试，按时完成**。北京、天津、内蒙古、上海、江苏、海南、重庆先行试点，率先完成疫苗信息化追溯体系建设，并于2019年12月31日前完成与协同平台的衔接，2020年1月31日前按规定向协同平台提供本省（区、市）内疫苗生产、流通和预防接种全过程追溯信息，达到疫苗追溯要求。鼓励其他有条件的地区参与试点。未参与试点的地区，应当按照本通知要求加快推进追溯体系建设。2020年3月31日前，全国各地应当建成疫苗信息化追溯体系，实现所有上市疫苗全过程可追溯，确保疫苗最小包装单位可追溯、可核查。

（三）**加强考核，落实责任**。疫苗信息化追溯体系建设工作情况纳入年度药品安全和卫生健康考核项目。对于没有按照要求建立疫苗信息化追溯体系、疫苗信息化追溯体系不能有效运行的，要依照《疫苗管理法》等相关法律法规要求严肃处理。

国家药监局综合司　国家卫生健康委办公厅

2019年12月6日